职业教育改革项目研究成果系列教材

便携式脑电图仪的原理及实践

主　编　苏建良
副主编　李力嘉　黄一清
编　者　（以姓氏笔画排序）
　　　　田小强　苏州高等职业技术学校
　　　　苏建良　苏州高等职业技术学校
　　　　李力嘉　安顺职业技术学院
　　　　杨东海　漳州卫生职业学校
　　　　俞荷娟　苏州高等职业技术学校
　　　　唐俊铨　重庆医药高等专科学校
　　　　黄一清　苏州高等职业技术学校

北京理工大学出版社
BEIJING INSTITUTE OF TECHNOLOGY PRESS

版权专有　侵权必究

图书在版编目（CIP）数据

便携式脑电图仪的原理及实践 / 苏建良主编. —北京：北京理工大学出版社，2021.5（2022.6 重印）
ISBN 978-7-5682-9760-8

Ⅰ. ①便… Ⅱ. ①苏… Ⅲ. ①便携仪表-脑电图机-高等职业教育-教材 Ⅳ. ①TH772 ②R741.044

中国版本图书馆 CIP 数据核字（2021）第 068311 号

出版发行 /	北京理工大学出版社有限责任公司
社　　址 /	北京市海淀区中关村南大街 5 号
邮　　编 /	100081
电　　话 /	（010）68914775（总编室）
	（010）82562903（教材售后服务热线）
	（010）68944723（其他图书服务热线）
网　　址 /	http://www.bitpress.com.cn
经　　销 /	全国各地新华书店
印　　刷 /	三河市天利华印刷装订有限公司
开　　本 /	787 毫米×1092 毫米　1/16
印　　张 /	9.75
字　　数 /	223 千字
版　　次 /	2021 年 5 月第 1 版　2022 年 6 月第 2 次印刷
定　　价 /	36.00 元

责任编辑 / 曾繁荣
文案编辑 / 曾繁荣
责任校对 / 周瑞红
责任印制 / 李志强

图书出现印装质量问题，请拨打售后服务热线，本社负责调换

前 言

本书是高等职业院校医疗器械类专业教材，主要涵盖脑电生理基本知识、脑电信号检测、脑电图仪原理和脑电图仪制作调试等。为了更好地满足医疗器械类专业的教学要求、全面提升教学质量、适应当前高等职业教育专业课程改革的趋势、突出高等职业教育理实一体化特色，本书将理论知识和实践技能有机融为一体，精心组织便携式脑电图仪的项目资源，系统梳理便携式脑电图仪的组装与调试、脑电信号的检测与分析及上位软件操作等知识，构建符合人才培养要求的课程体系。

全书共分 6 章。第 1 章简单介绍了脑电的发现与研究发展及脑电的临床意义；第 2 章讲述了脑电的生理基础，包括神经元动作电位的产生机制、脑电节律的产生等；第 3 章介绍了脑电信号的检测，重点为放大器、滤波器关键参数的意义以及相关电路的设计方法；第 4 章介绍了脑电图仪的发展历史及原理；第 5 章为便携式脑电图仪的组装与硬件调试部分；第 6 章对便携式脑电图仪信号的检测与分析进行阐述。通过对本书的学习，学生可以掌握必要的理论知识与实践操作技能，为后续课程的学习以及获得岗位能力奠定基础。

本书理论体系完整，框架结构合理，内容设置承前启后，重点突出；书中设计有便携式脑电图仪的制作与调试实践，理论与实践紧密结合、知识和能力培养并重，符合国内医疗器械职业教育的实际。同时，本书具有先进性、系统性及实用性的特点，着重培养学生在便携式脑电图仪的原理分析、制作，脑电信号的检测、分析方面的工程实战能力。

本书由苏建良担任主编，由李力嘉、黄一清担任副主编，其中第 1、2 章由田小强、余荷娟编写，第 3 章由李力嘉编写，第 4 章由苏建良编写，第 5 章由唐俊铨编写，第 6 章由黄一清、杨东海编写。

由于时间仓促，加之编者水平有限，书中难免存在错误和不足之处，恳请广大读者批评指正。

编 者

目 录

第1章 绪论 ··· 1
- 第一节 脑电的发现 ·· 1
- 第二节 脑电的研究发展 ·· 2
- 第三节 脑电的临床意义 ·· 3
- 学习小结 ··· 4
- 目标检测 ··· 5

第2章 脑电的生理基础 ·· 6
- 第一节 神经元与兴奋传递 ·· 6
- 第二节 脑电生理活动的产生 ··· 9
- 第三节 脑电波形的性质与决定性因素 ·· 14
- 学习小结 ··· 19
- 目标检测 ··· 20

第3章 脑电信号的检测 ·· 22
- 第一节 现有EEG系统介绍 ·· 23
- 第二节 脑电信号检测面临的挑战 ··· 25
- 第三节 滤波器结构 ·· 34
- 第四节 模数转换介绍 ·· 55
- 第五节 软件检测方法 ·· 58
- 学习小结 ··· 68
- 目标检测 ··· 68

第4章 脑电图仪的发展历史及原理 ··· 71
- 第一节 脑电图仪的发展 ·· 71
- 第二节 便携式脑电图仪的原理 ··· 73
- 学习小结 ··· 91
- 目标检测 ··· 92

第5章 便携式脑电图仪的组装与硬件调试 ·· 93
- 第一节 焊接基础 ··· 93

第二节　硬件调试 ··· 98
　　第三节　硬件操作 ·· 113
　　学习小结 ·· 115
　　目标检测 ·· 116

第6章　便携式脑电图仪信号的检测与分析 ·· 117

　　第一节　上位机软件操作 ··· 117
　　第二节　编程环境和程序下载步骤 ··· 120
　　第三节　基于C语言的单片机与上位机软件通信的实现 ····························· 128
　　第四节　脑机接口的脑电信号分析 ··· 137
　　学习小结 ·· 142
　　目标检测 ·· 142

目标检测参考答案 ··· 144

参考文献 ·· 146

第1章

绪 论

 学习目标

- 学习目的

通过学习,了解脑电是如何被发现的,熟悉脑电的研究发展情况,明确脑电的临床意义,积累知识,培养能力,为后续章节的学习作铺垫。

- 知识要求

(1) 熟悉脑电的研究发展情况。

(2) 了解生物电、动物脑电、人类脑电的发现。

(3) 了解脑电的临床意义。

- 能力要求

(1) 对脑电发展史上的重要人物及其贡献能举例说明。

(2) 对脑电的临床意义有清晰的认识。

第一节 脑电的发现

一、生物电的发现

脑电的研究始于生物电的发现。1786 年,意大利博洛尼亚大学(Bologna University)的解剖学教授 Galvani 观察到青蛙外周神经和肌肉的带电现象,由此发现了生物电,并创立了动物电(Animal Electricity)学说。人们因此将 Galvani 视为现代电生理学(Electrophysiology)的奠基人。

二、动物脑电的发现

1875 年,英国利物浦皇家医学院助教 Richard Caton(1842—1926 年)首先在兔脑上观察到自发脑电反应。他在家兔暴露的大脑皮质表面安放2枚电极，由其间连接的电流计观察到有电流通过，他判断这种电活动与脑的功能有关。随后，他运用狗等做了几次类似观察，并于同年8月在《英国医学杂志》（British Medical Journal）上以"脑的电流"为题发表了有关他的研究工作的文章。

1890年，波兰克拉科夫雅盖隆宁大学（Jagellonian University of Krakow）的Adolf Beck（1863—1942年）独立发现了狗和兔的皮层脑电活动。他观察到当给予光刺激时，在狗的视觉区皮层出现较大的电位变动，倘不给予光刺激，则只有小的电位变动。同年，E. Fleischlvon Marxow也观察到了同样的现象，并指出这种电位变化也可以在硬脑膜或头颅上记录到。这些早期的动物脑电研究无疑为人脑自发电活动的发现奠定了坚实的基础。

三、人类脑电的发现

关于人类脑电的研究，大概发端于20世纪初期。最早的人类头皮脑电图是德国耶拿大学（Universität Jena）精神科教授Hans Berger博士（1873—1941年）于1924年在他的儿子的头皮上获得的。但出于谨慎，直到5年后，即1929年，他才将自己的研究成果公开发表。在此后近10年的时间里，他陆续发表了14篇同一标题的有关人类脑电图的论文，这些论文成为后续脑电研究工作的宝贵财富。

Hans Berger首次记录到人类的脑电活动，并第一次将脑电活动命名为electroencephalogram（EEG）。由于他在脑电研究上的卓越贡献，Hans Berger被后人称为"人类脑电图之父"。事实上，EEG在头皮皮层表面或皮层内都可以记录到，这里所说的最早的人类脑电是指头皮脑电。

第二节　脑电的研究发展

一、脑电研究的初期停滞

Hans Berger第一次记录到人类的脑电活动时，是用两根白金针状电极从头部外伤患者的颅骨缺损部插入大脑皮层而获得的。后来他又证实，这种脑电活动不需要把电极插入脑内而通过安置在头皮上的电极也同样可以记录到，这就是后来临床使用的脑电图。这个事实使脑电成为日后无创检测实验方法的首选方法之一。

Hans Berger的成果虽然如此令人兴奋，但当时却不被大多数生理学家和神经病学家所承认。其原因之一是当时的生理学家着重于研究末梢神经纤维的电活动，而研究中枢神经系统电活动的学者较少。此外，当时对于脑电特性认识的不统一，也是一个主要原因。

二、脑电研究的蓬勃发展

1933年，英国的著名生理学家E. D. Adrian男爵（1934年的诺贝尔奖获得者）在当时设备最完善的剑桥大学生理学研究室同 B. Mathews 一起研究了脑电图，肯定了 Hans Berger 的有关研究。之后，脑电的研究才得以快速发展，并被推广到全世界范围。

1958 年，英国伦敦大学的美国学者 Dawson 研制出了一种用于平均瞬时脑诱发电位（Evoked Potential，EP）的电-机械处理装置，开创了脑诱发电位记录技术的新纪元，他因此被后人称为临床脑诱发电位的创始人。脑诱发电位是对被试者（subject）施以某种有规律的外界刺激（声、光、图像、味和触觉等）时，在人脑相应的部位诱发出的一种电信号，它的发现为脑电研究另辟蹊径，被称为"窥视精神之窗"。

第三节 脑电的临床意义

一、有助于功能诊断

脑电作为一种无创的检测手段，其研究涉及神经生理学、心理学、病理生理学、认知神经科学、神经工程乃至社会心理学、信息与信号处理等诸多领域。但是由于脑电发现早期的技术限制，当时的脑电研究都是进行目视分析，这种简单的定性分析很难在复杂多变的脑电波中直接发现具有意义的信息。直到 20 世纪六七十年代，随着计算机技术的迅猛发展，脑电的分析才进入计算机分析阶段，在该阶段脑电波的定量分析有据可依，使定性工作有了定量的支持而更具有客观性。

从脑电被发现的那一刻起，它的研究就和应用紧密地结合在一起。1936 年，英国的 W. G. Walter 根据脑瘤时慢波的出现部位，提出了脑瘤的脑电图定位方法，将脑电研究引入临床诊断工作。脑电在临床上主要应用于癫痫、脑外伤、脑血管疾病、颅内炎症、睡眠障碍等神经科疾病，以及部分精神疾病，包括精神分裂症、神经症和老年性精神病等的辅助诊断。现在，脑电图检查室已经被广泛地建立在综合医院或神经精神科医院。脑电的研究和临床应用都有了长足的发展。尤其是伴随着电子计算机技术的高速发展，脑电的研究及应用也有了质的飞跃。

二、有助于功能康复

脑电不仅在研究和疾病诊断方面发挥作用，在功能康复等方面也起到了一定的作用。利用脑电信号（脑电波）进行脑功能训练的技术起源于 20 世纪 70 年代，在 20 世纪 90 年代它成为生物反馈（Biofeedback）治疗技术的主要途径，形成第二个高峰。目前该技术在美国已普遍应用于医疗、教育领域，并取得了明显的效果，在学术界也得到很大程度的认可。在国内，许多知名院校和医院也已纷纷开展这项工作。脑功能治疗技术是结合电子技术、临床医学、医学心理等学科的最新技术，是应用操作性条件反射原理，以脑生物反馈治疗仪为手段，选择性地强化患者某一频段失调的脑电波以达到治疗目的的高新技术。利用该技术设计实现的诊疗设备很好地补充了以往针对神经、精神障碍仅凭借药物控制的单一疗法，是通过对患者进行恢复性训练来达到预期的治疗目的的新一代神经精神科诊疗设备。

三、脑机接口技术

脑机接口（Brain Computer Interface，BCI）通过计算机或其他电子设备在人脑与外界环境之间建立一条不依赖外周神经和肌肉组织的全新对外信息交流和控制通道。脑机接口通过检测人的大脑活动状态，对其进行解析并将大脑意识转换为相应外部命令直接与外部环境进行交互。脑机接口是一种新型人机交互技术，它区别于正常的大脑控制外部环境方式，不依赖生命体的肌肉组织及外周神经系统，使大脑与外部环境进行交流和控制的输出通路不再受生理疾病方面的影响。

脑机接口最初主要用来帮助患有严重神经肌肉障碍（如肌肉萎缩症、脊髓损伤患者或严重中风患者等）的患者与外界进行沟通（如打字，使用假肢、轮椅，进行智能车控制等）。近年来，对脑机接口的研究呈现上升趋势，脑机接口技术在康复工程、军事等领域有重要的应用价值，已引起了全世界越来越多的科学家和研究者的关注和重视。

脑机接口根据脑信号获取方式的不同，可以分为侵入式和非侵入式两种。侵入式脑机接口需要将电极植入大脑灰质或放置于大脑皮层表面，可达到高信噪比和高信息传输率，其缺点是电极植入会对大脑产生损伤，目前实验对象主要是猴子等动物。非侵入式脑机接口一般只需要将电极置于头皮上，简单易行且无伤害，其缺点是采集的信号信噪比低。目前非侵入式脑机接口大多是基于脑电图（EEG）与脑磁图（MEG）的。随着功能成像技术的迅速发展，已出现了一些基于其他模态信号的脑机接口，如基于红外脑功能成像（fNIRS）及功能性磁共振成像（fMRI）的脑机接口等。目前，从成本、性能、实用等因素综合考虑，人们开展脑机接口研究工作时，首选 EEG 信号。

本书配套的便携式脑电仪是一种基于 EEG 信号的简易脑电接口装置，可以通过操作上位机软件进行实际脑电信号的采集和分析，具体内容将在后续章节中阐述。

学习小结

一、学习内容

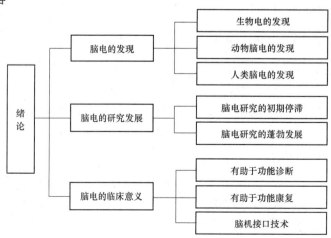

二、学习方法体会

（1）本章内容以介绍为主，可结合脑电发展史中的重点人物及其事迹进行讲解。

（2）脑电研究的临床意义涉及多方面，可鼓励学生搜集相关的生活实例，通过分享，促进学习。

目 标 检 测

一、选择题

1. （　　）第一次记录到人的脑电活动，被后人称为"人类脑电图之父"。
   A. Galvani
   B. Richard Caton
   C. Hans Berger
   D. Adolf Beck

2. （　　）的发现为脑电研究另辟蹊径，被称为"窥视精神之窗"。
   A. 脑诱发电位
   B. 动作电位
   C. 静息电位
   D. 以上都不是

二、简答题

1. 脑电的临床意义有哪些？
2. 什么是脑机接口技术？

第 2 章

脑电的生理基础

学习目标

● **学习目的**

通过学习神经元的结构与分类、神经元动作电位产生机制、脑电活动的起源与脑电节律的产生及脑电波形的决定因素等,掌握脑电的相关生理基础知识,为后续章节脑电信号检测及实验设计的学习奠定基础。

● **知识要求**

(1) 掌握脑电活动的起源及丘脑与脑电节律的产生。
(2) 熟悉神经元动作电位产生机制及边缘系统的电活动。
(3) 了解神经元的结构与分类及脑电波形的决定因素。

● **能力要求**

(1) 能区分兴奋在神经纤维及神经元之间的传导过程及特点。
(2) 能举例说明脑电节律在医学及相关领域中的应用。
(3) 能初步判别异常脑电图。

第一节 神经元与兴奋传递

一、神经元结构

神经元,又称神经细胞,是神经系统结构与功能的基本单位,其能够接收刺激、产生冲动,从而实现信息的有效传递。典型的神经元结构(图 2-1)通常包含胞体与突起两个部分。作为细胞代谢和信息整合的中心,神经元胞体内除细胞核外还有高尔基体和线粒体等细胞器。神经元胞体形态多样,一般位于脑、脊髓灰质及神经节内。

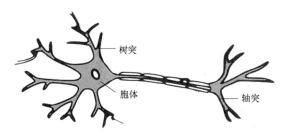

图 2-1 神经元结构

神经元胞体延伸出来的结构为突起部分。按照结构与功能的不同，突起可划分为树突和轴突。在光镜或电镜下可观察到单个神经元可包含一个或多个呈放射状的树突结构。树突能够接受其他神经元传来的兴奋并将该兴奋传至胞体。轴突则是由胞体延伸出的一条管状纤维组织。对于单个神经元而言，轴突结构只有一个，它能够将胞体冲动传递给其他神经元或肌肉等效应器。对于有髓神经元，轴突表面还阶段性地包绕有一层绝缘性髓鞘。

二、神经元兴奋及其传导过程

（一）神经元兴奋的产生

神经元在未受到内、外环境刺激时，存在于其细胞膜两侧的电位差称为静息电位。通常认为该种电位的产生是神经元细胞膜对不同离子通透性的不同和膜内、外离子的分布不均所造成的。在静息状态下，膜对钾离子通透性较高而对钠离子通透性较低，钾离子能从膜内大量流向膜外而钠离子被滞留于膜外，致使产生膜内为负膜外为正的电位差，这种电位差通常维持在 $-70\sim-90$ mV。

当受到阈上刺激时，膜的通透性会发生很大的改变。对于持续点燃型神经元，其接受刺激后，膜上钠离子通道大量开放，膜外钠离子将迅速内流，致使膜内电位急剧上升发生去极化而产生兴奋。而丘脑、海马和新皮层内的某些暴发点燃型神经元则会在去极化后，触发电压依赖性钙离子通道开放，引起钙离子内流而产生非突触电位。

（二）神经元兴奋传导过程

神经元兴奋传导过程通常包含在单个神经元上的传导和在神经元之间的传导，如图 2-2 所示。

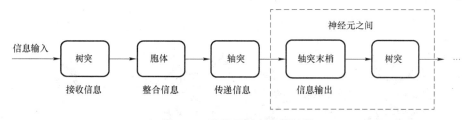

图 2-2 神经元兴奋传导过程

1. 兴奋在神经纤维上的传导

当神经纤维某一处受到刺激时，该处膜内、外侧电位会暂时发生逆转，与邻近部位刚好形成电位差，致使膜内侧产生由兴奋区向未兴奋区产生流动的局部电流，如图2-3所示。这种电流的产生会造成邻近未兴奋部位膜的通透性的改变继而引发动作电位。需要注意的是，有髓神经纤维兴奋不会一直沿轴索传导，而会在郎飞结之间呈跳跃式传导。

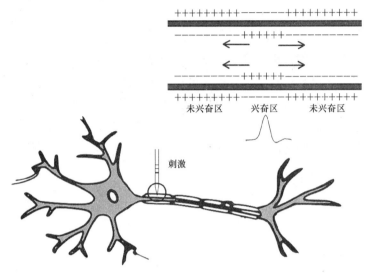

图2-3 兴奋在神经纤维上的传导

2. 兴奋在神经元之间的传导

人体内部不同性质与功能的神经元往往通过突触建立联系，在不同水平层面构成神经环路和神经网络以实现信息的有效传递。所谓突触就是由一个神经元的末梢与后一个神经元的树突或胞体所构成，如图2-4所示。突触结构包含突触前膜、突触后膜及突触间隙3个部分，按照神经元之间接触部位不同可将突触分为轴突-树突型、轴突-胞体型和轴突-轴突型3类。按照神经递质种类的不同又可将突触分为兴奋型突触和抑制型突触2类。

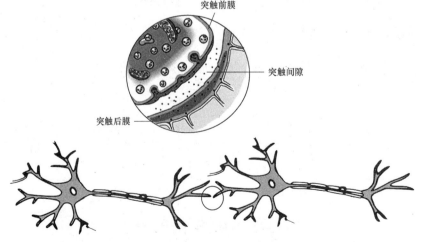

图2-4 突触结构

（1）兴奋型突触后电位（Excitatory Post Synaptic Potential，EPSP）。兴奋型突触后电位是指兴奋型递质作用于突触后膜所产生的电位变化。当兴奋沿轴突传导到达轴突末梢时，突触前膜去极化对钙离子通透性增强引发钙离子内流。在钙离子的作用下，突触小泡向突触前膜移动，以出胞方式向突触间隙释放兴奋型神经递质如天冬氨酸等。该递质能迅速与突触后膜上的特异性受体，如 N-甲基-D-天冬氨酸受体结合引起突触后膜对离子，尤其是钠离子通透性的改变，引发突触后膜局部去极化，产生兴奋型突触后电位。

（2）抑制型突触后电位（Inhibitory Post Synaptic Potential，IPSP）。抑制型突触后电位是指抑制型神经递质作用于突触后膜所产生的电位变化。其产生机制与兴奋型突触后电位类似，但其释放的为抑制型神经递质如 γ-氨基丁酸等，其与相应受体结合后能够迅速提高突触后膜对氯离子的通透性引起氯离子内流，使突触后膜超极化，产生抑制型突触后电位。

知识拓展

> 近年来研究发现，某些神经递质可于非突触部位直接释放至细胞外间隙，依靠浓度梯度扩散作用于靶细胞相应受体，此现象被称为非突触性化学传递。在交感神经节肾上腺素能神经元相关实验中首先发现该神经元轴突末梢分支上有大量处于效应细胞附近但并不与之形成突触联系的曲张体结构，当兴奋抵达曲张体时，曲张体直接释放神经递质，通过弥散作用到达效应器完成兴奋传递。这种传递方式多见于自主神经系统节后纤维与效应细胞之间。

第二节 脑电生理活动的产生

大脑皮层为调节人体生理活动的最高级中枢，上面分布有大量的神经细胞，数目大致为 140 亿个。如果在头皮放置表面电极，则可以检测到持续的、带有节律性的电位变化。

一、脑电的产生

目前关于脑电活动的产生机制主要有 3 种主流说法，即细胞体或神经纤维峰形波组成学说、顶树突动作电位组成学说和大脑皮层神经元突触后电位组成学说。大量的实验研究发现，利用微电极所记录到的皮层神经元突触后电位与头皮电极所记录到的头皮表面的同步化脑电波有相同的时程，尤以 8~12 Hz 波更为显著。现在越来越多的人更认可大脑皮层神经元突触后电位组成学说。该学说认为大脑皮层或头皮表面所记录到的脑电波是大脑皮层内神经元群同步化活动时突触后电位的总和（图 2-5）。用银染法对大脑皮层神经元染色发现，在大脑皮质外锥体细胞层（Ⅲ层）和内锥体细胞层（Ⅴ层）分布有大量的锥体细胞，由这些锥体细胞顶部发出的主树突会伸向皮质表面，继而与皮质分子层（Ⅰ层）中的水平细胞构成突触，而这些锥体细胞底部所发出的轴突则走向皮质深层或髓质（图 2-6）。此外锥体胞体周边还有水平走向的树突会与邻近神经元发生一定联系。锥体细胞整体排列整齐，在光镜下可看到其顶树突大体上相互平行且垂直于大脑皮质表面排列，这种排列方式在一定程度上有利于大脑皮层电活动在空间和时间上的整合。当然，单个锥体细胞的电活动表现极其微弱，但当大脑皮层内大量神经元同步活动时其所表现出的电活动会大大增强，继而能被头皮电极所记录到。不过由于颅骨等组织使皮层脑电存在一定程度的衰减，故实际上头皮电极所记录到的脑电信号幅度往往小于皮层脑电信号。

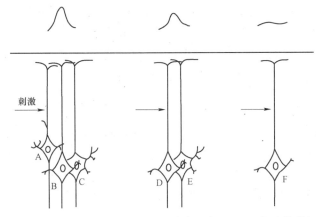

图2-5 由神经元突触后电位组成的脑电示意（A~F代表锥体细胞）

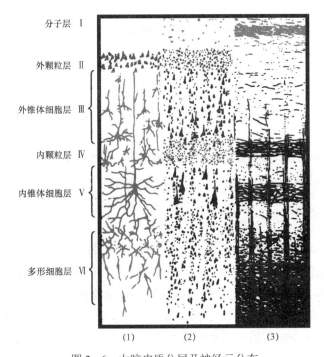

图2-6 大脑皮质分层及神经元分布
(1) 银染法示神经元形态；(2) 尼氏染色示6层结构；(3) 髓鞘染色示神经纤维的分布

有研究发现，脑电信号波形在很大程度上与大脑皮层神经元突触后电位产生的部位、极性有关。前面讲述过大脑皮层电位的主要构成成分为神经元同步化发生的电活动，这种电活动的强弱与神经元排列、突触后电位的大小紧密相关。有趣的是，突触后电位在大脑皮层产生的部位不同，反映到头皮电极就会有不同的极性。具体表现为兴奋型突触后电位的产生部位靠近大脑皮层表面时，电极记录到的为负性电位，反之记录到的就是正性电位，而抑制型突触后电位则刚好相反。不过人们所记录到的并非单一神经元活动，而是电极下面所对应的多个神经元突触后电位的净得效应。

知识拓展

> 大脑皮层在细胞筑构上呈现典型的 6 层结构，其中包括分子层（Ⅰ）、外颗粒层（Ⅱ）、外锥体细胞层（Ⅲ）、内颗粒层（Ⅳ）、内锥体细胞层（Ⅴ）和多形细胞层（Ⅵ）。通常将Ⅱ~Ⅵ层划分为传入层，用于接收和发出联络性纤维实现皮质内联系，而将Ⅴ层和Ⅵ层作为传出层传出投射纤维，联系皮质下结构控制躯体和内脏运动。

二、脑电的节律性

（一）脑电的节律性活动

脑波会随意识水平呈现不同的节律性活动，因此在睡眠状态和觉醒期间的脑波信号有所不同。这些节律性活动会受不同思维活动的影响，当大脑具体计划某事项时就会阻碍或加强某一特定的节律。此外在病理状态下，脑波节律也会呈现显著差异。根据 Niedermayer 分类法，按照脑电图 1 s 内相同周期波个数的不同，可将脑波节律分为α、β、θ和δ 4 个频段，如图 2-7 所示。

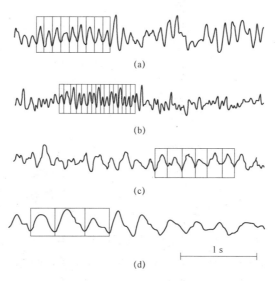

图 2-7　脑波节律类型
(a) α 节律（8~13 Hz）；(b) β 节律（14~30 Hz）；(c) θ 节律（4~7 Hz）；(d) δ 节律（0.5~3 Hz）

1. α 节律

α 节律通常为 8～13 Hz，是确定脑电图快慢的基准波。α 节律根据频率不同可以分为低频和高频，其中低频为 8～10 Hz，高频为 10～13 Hz。比α 节律慢的脑波称为慢波，反之称为快波。在枕叶和顶枕叶部位记录到的α 节律最为显著，其波形常为正弦波，呈弧形或锯齿状。α 节律在清醒安静闭眼时出现，而睁眼、注意力集中或接受其他外界刺激时则会引发α 节律的阻断。在简单睁、闭眼测试中，闭眼后α 节律即刻或于一定时间内出现，睁眼后α 节律消失，不过在黑暗环境下做该测试可能看不到此现象。

2. β 节律

任何在 14～30 Hz 范围内的节律性活动都可认为是β 节律，其中 13～22 Hz 为低频β 节律，23～30 Hz 为高频β 节律。β 节律的幅值一般为 5～20 μV，主要出现于额叶和颞中央区域，为正常清醒状态下的脑部快波活动。当被测者接收到视觉等外界刺激或进行认真思考时就会出现β 节律，这是表大脑皮层兴奋的结果。一般而言，低频β 节律代表放松状态下注意力专注，专注度越高，则高频/低频β 波比就会越大。

3. θ 节律

θ 节律是频率为 4～7 Hz，振幅为 10～50 μV 的节律性活动。该节律在婴儿和儿童期起着较为重要的作用，而在正常成人脑电图中θ 节律较少，常呈散在性分布，多见于额、颞部，顶部也会有少量散在出现。一般在困倦时会在脑波中检测到θ 节律成分，这是中枢神经系统处于抑制状态的一种表现。

4. δ 节律

δ 节律是频率为 0.5～3 Hz，振幅为 20～200 μV 的节律性活动，在睡眠、深度麻醉、缺氧或大脑有器质性病变时出现，但在清醒时基本检测不到。

（二）脑电节律性活动的产生机制

目前普遍认为脑电的节律性活动不是大脑皮层本身所形成的，而是源于大脑内部的丘脑结构。在中等深度麻醉下，大脑皮层可广泛记录到类α 节律的电活动，但这种节律会在切断丘脑与大脑皮层的联系时明显减弱或消失，仅在丘脑仍可检测到。若彻底捣毁丘脑结构，大脑皮层也将不再能检测到这种自发的节律性活动。随着研究的深入，人们发现在微刺激电极以 8～12 Hz 频率电流作用于丘脑非特异性核时，可在大脑皮质上广泛检测到类α 节律性活动，这与该结构所发出的纤维能广泛投射于大脑皮质各区不无关系。更准确地说，丘脑非特异性投射系统的同步节律性活动致使大脑皮层神经元突触电位发生同步化活动。反馈抑制学说认为，丘脑非特异性核细胞能自我维持有节律的活动，主要依赖于兴奋型与抑制型突触之间的协同联系。在外周传入冲动的作用下，丘脑非特异性核团神经元会爆发性点燃，产生短暂的兴奋型突触后电位，与此同时该兴奋还能激活抑制型中间神经元，紧接着产生抑制型突触后电位，形成循环致使节律最终产生。该节律经丘脑皮质纤维使大脑皮质锥体细胞节律性放电，最终在头皮电极上检测到脑电的节律性波。

如果以频率为 60 Hz 的高频微电流作用于丘脑非特异性投射核，同步化活动受到严重干扰，大脑皮层类α节律会消失转而出现快波成分，这种现象称为脑电的去同步化。实质上，脑电的去同步化在人睁眼注意时也会产生。这是由于通过脑干网状结构上行激活系统，上行传导束的部分纤维或侧枝冲动进入脑干网状结构，直接干扰丘脑内神经冲动的同步化，使原来表现在大脑皮层的节律性活动失效，变成低幅快波，出现β节律（图2-8）。

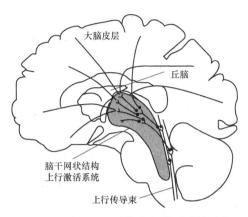

图2-8 脑干网状结构上行激活系统示意

（三）脑电节律性活动产生的条件

虽然脑电的节律性活动源自丘脑，但反映在大脑皮层的节律性活动还需要依赖大脑皮层椎体细胞排列的一致性和放电的同步化。在大脑皮层表面或头皮所记录到的脑电信号为多个神经元活动所产生的突触后电位总和，是这些神经元同时放电或停止的结果。同步化包括频率和相位的相同，一般而言同步化程度越高则波幅就越大而频率越低。除了同步化活动以外，还需要在空间上分布排列整齐，才能在大脑皮层表面或头皮记录到节律性的电位变化。若锥体细胞排列不整齐，所产生的局部电位会相互抵消而致使相应的电位变化难以捕捉。

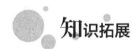

知识拓展

> 根据丘脑各部分向大脑皮层投射特征的不同，习惯上将丘脑核团分为特异性核团、联络核和非特异性核团3种。丘脑特异性核团主要包括外侧核腹层的腹前核、腹中核和腹后核，能传递各种感觉冲动，与特定大脑皮层之间存在点对点的投射关系。联络核则包括丘脑内侧核、外侧核的背层及前核，可接收多方面的传入纤维，与大脑皮质联络区有往返纤维联系。非特异性核包括正中核和板内核，主要接收脑干网状结构上行纤维并向大脑皮层进行广泛型投射，以维持和改变大脑皮层兴奋状态。

三、边缘系统的电活动

由大脑半球表面古皮层和旧皮层演化而来的组织结构称为边缘系统。某些人认为，边缘系统还应当包括与这些结构有密切联系的大脑皮层与皮下结构如杏仁核群等。在边缘系统中，比较重要的结构是海马，该结构与学习、记忆等高级神经活动有关。海马结构通常由几个相关的皮质区所构成，包括海马伞、其邻近颞叶区的齿状回和下托。从细胞构筑上来看，海马属于原皮质，仅包含分子层、锥体层及多形层3层结构，主神经元为锥体细胞。在图2-9中可以看到，海马皮质又可分为CA1、CA2、CA3、和CA4四个部分，这种划分的主要根据是海马构成细胞形态及各皮质区相对发育程度。

相关研究发现，在一定的感觉刺激如视觉或触觉刺激下，可在海马的CA1、CA3区及齿状回检测到频率为4~7 Hz的θ节律性慢波。如果损毁隔区或切断穹窿，海马结构的θ节律将会消除。海马结构θ节律的产生机制较为复杂，以CA1区为例，经典内侧隔核-海马调节模型指出在内侧隔核区胆碱能神经元和γ-氨基丁酸能神经元的作用下，海马中间神经元会在锥体神经元的胞体处放电从而引发抑制型突触后电位，而来自内嗅皮质的兴奋型投射在海马神经元树突处会产生兴奋型突触后电位，在这些来自内侧隔核投射和内嗅皮质所产生的突触后电位的作用下，产生θ节律。

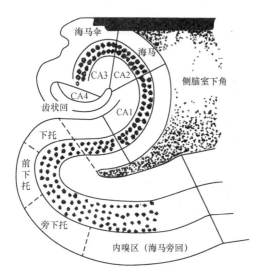

图2-9 齿状回、海马、下托的划分和大脑皮质分层示意（侧脑室下角的冠状切面）

第三节　脑电波形的性质与决定性因素

一、脑电波形的性质

脑电图是利用电极从头皮将脑神经元群的自发性、节律性的生物电位加以放大、记录而获得的图形。通常所记录到的人体脑电图可以用频率或周期、振幅和相位来描述，这三种描述方式也构成了脑电图的三要素。当然，对于脑电图的描述不止于此，还可采用波形、出现方式和生理反应性等进行描述。

（一）频率或周期

频率和周期是对脑电图同一特征的两种不同描述。在测量脑电图时，通常将相邻两个波峰或波谷之间的时间间隔作为周期（图2-10），将周期相同的脑电波在单位时间内重复出现的次数作为频率,而后者在临床脑电图的研究中更为常用。

(二)振幅

在脑电图中通常将从波峰引基线的垂线至相邻两个波谷连线相交处的长度作为脑电图的平均振幅。振幅的大小可反映脑电活动的活跃程度(图 2-10),按数值大小可分为四种基本类型:25 μV 以下称为低波幅,25~75 μV 称为中波幅,75~150 μV 称为高波幅,150 μV 以上称为极高波幅。

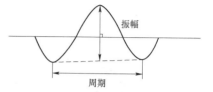

图 2-10 脑电波形的振幅和周期示意

(三)相位

相位反映的是脑波振幅与时间的关系,若两同周期脑波的波顶或波底有偏移则代表存在相位差。相位差为 180° 称为相位倒置;反之,相位差为 0° 称为同相。

(四)波形

脑电波形可简单分为单型波和复合波两种,其中单型波包括正弦波、棘波、尖波和三相波,而棘慢波、尖慢波和多棘波等则属于复合波范畴。正弦波表现为上升支、下降支均清楚圆滑,α 波多为正弦样波,β 波、θ 波、和 δ 波有时也会呈现正弦波。如图 2-11 所示,棘波波幅高而尖锐,上升支陡峭,下降支稍缓,时限为 1/50~1/14 s,振幅为 50~150 μV;尖波与棘波波形相似,时限为 1/14~1/5 s,振幅为 100~200 μV,与棘波一样均突出于背景活动;三相波沿基线有三次上下偏转,进而形成负-正-负三相,其频率通常为 2~3 Hz,多见于代谢性脑病,也见于癫痫、颅脑外伤等疾病;棘慢波表现为棘波之后跟随一个慢波或在慢波上升支重有棘波;尖慢波为尖波和慢波组成的复合波;多棘波则由连续 2 个以上的棘波构成。

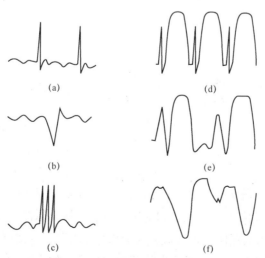

图 2-11 脑电波形分类
(a)棘波;(b)尖波;(c)多棘波;(d)棘慢波;(e)尖慢波;(f)三相波

尖波、棘波、尖慢波和棘慢波均为病理波形，又称为癫痫样波，如果在脑电图中出现常提示脑内电波异常，可作为癫痫的诊断依据。判断脑电图异常与否，并不根据其是否缺少正常脑电图成分或类型，而是根据是否含有非正常的脑电活动或类型，且异常类型不会完全替代正常脑波信号，可能仅于某个或某些区域出现或添加于正常背景之上。图2-12所示为Lennox—Gastaut综合征患者癫痫病发时左、右额前极两导联波形，可见尖慢波。

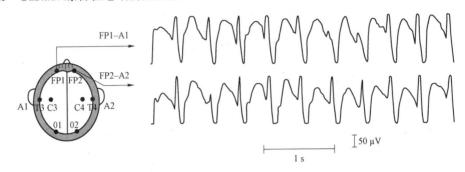

图2-12 Lennox—Gastaut综合征患者癫痫病发时左、右额前极两导联波形

（五）出现方式

异常脑波出现方式按时间可以分为散在型、节律型、杂乱型、持续型和阵发型5种。散在性是指零星或单个地出现。节律性为有规律地反复出现，而杂乱性与之相反。异常脑波连续出现超过10 s称为持续性，阵发性则突然开始突然结束，区别于背景脑电活动且主要用于描述癫痫样异常放电。

异常脑波出现方式按空间可以分为局限型和广泛型，而前者又可分为一侧性和两侧性。异常脑波空间分布方式示意如图2-13所示。异常脑波局限于一个部位或一个脑叶就称为局限型。局限于一侧半球即一侧性，而若出现于两侧大片区域则为两侧性。广泛型则是指异常脑波出现于两侧脑的所有区域。

（六）生理反应性

通过一定方法诱致的正常或异常脑电的改变，称为生理反应性。这些方法主要包括睁、闭眼实验，过度换气，光或其他感觉刺激等。

异常脑波除上述癫痫样波外，还包括异常慢波和波幅异常变化的脑波等。正常成人在安静清醒闭目时的脑电图表现为由后部（顶枕区）的α节律和前部（额和前颞）的β节律构成，少量θ波散在，但不出现明显的θ波和δ波。如果出现θ波醒目存在则为轻度异常，而出现δ波视为明显异常。异常慢波类型主要包括局灶性慢波异常、双侧同步慢波异常、普遍非同步慢波异常和基本节律慢波化4种。图2-14所示为乙型脑炎急性期患者左、右额前极描记所得两导联波形，为典型的双侧同步性慢波异常脑波。可以看出双侧同步区域间歇性地出现中、高波幅规则性慢波，该种脑波异常通常为脑深部位异常，如中脑、间脑病变或者代谢性中毒脑病、晕厥、脑积水等。此外，正常脑电在多数情况下其α波及快波在左、右大脑半球的相

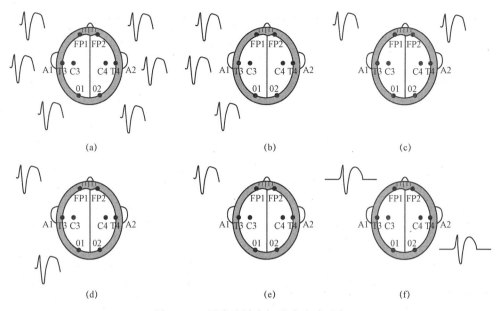

图 2-13 异常脑波空间分布方式示意

(a) 广泛型;(b) 半球性;(c) 对称性;(d) 区域性;(e) 局灶性;(f) 孤立多发性病灶

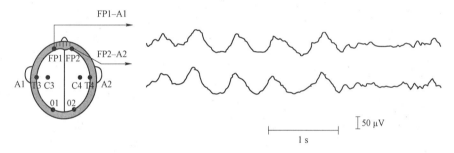

图 2-14 乙型脑炎急性期患者异常脑波图例(左、右额前极描记所得两导联波形)

同部位大体对称,平均周期差不超过 10%,振幅差不超过 50%。两半球相应区的 α 波振幅最大不超过 150 μV,对睁、闭眼有抑制反应,而 β 波振幅不超过 50 μV,深呼吸诱发实验时无病理波出现。常见的振幅异常主要包括局灶性一侧性振幅异常及普遍性振幅异常两种,前者表现为 α 或 β 节律振幅不对称,由结构性病变引起,如皮层卒中、肿瘤、外伤等,或由硬膜下水肿造成的皮层与电极间阻抗增加所引起,后者表现为振幅普遍性增大或减小,可见于缺氧、中毒代谢障碍所导致的脑损害、累及皮质为主的变形病等。图 2-15 所示为左侧慢性硬

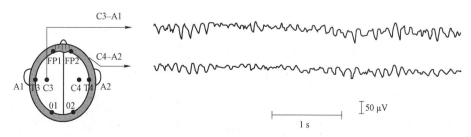

图 2-15 左侧慢性硬膜下血肿患者术后脑波图例(左、右中央极描记所得两导联波形)

膜下血肿患者术后左、右中央极描记所得两导联波形，显示患侧波振幅增大，这可能是由于血肿压迫致使皮下功能低下，除去压迫后脑功能释放。

知识拓展

> 脑电信号除了可以用于脑部疾病诊断、帮助了解脑部疾病的演变过程和功能状态、帮助判断脑部疾病的疗效和指导用药以外，还可借以分析专注度与放松度。利用干电极在前额叶采集相关脑电数据，对原始脑电及各波段数据实时动态显示，对脑电信号频谱特征进行拟合，对于专注度主要分析低β（放松状态下注意力专注）和高β（全神贯注），放松度分析低α（放松休息）和高α（冥想），得到范围为0～100的两个值并予以显示，让佩戴者可直观地观测到自身专注程度和放松程度。此外还可对佩戴者所在区域的智能硬件如LED灯进行控制和智能调节，通过灯光色彩的变化让佩戴者了解大脑状态和情绪波动。

二、脑电波形的决定因素

决定脑电波形的因素有很多，包括神经元自身性质、神经元同步化与去同步化程度、神经元排列方向及记录电极位置等，这里分脑波周期和脑波振幅展开讲述。

（一）脑波周期的决定因素

1. 神经元自身性质

神经纤维本身粗细、神经元受到刺激后不应期长短等都将直接影响脑波周期。一般而言，神经纤维越细、神经元受刺激后不应期越长，则脑波周期就越大。

2. 神经元的物质代谢

在病理状态下，神经元的物质代谢受到破坏会直接影响脑功能，产生长周期慢波。

3. 神经元同步化与去同步化程度

当大脑皮层神经元活动步调趋于一致时，脑波信号会呈现低频高幅慢波，而反之则会呈现高频低幅快波。

知识链接

> 给神经元刺激而产生兴奋反应后，于一定时间内即使再刺激，神经元也不再发生反应，这种现象称为神经元的不应期。不应期通常分为绝对不应期和相对不应期两种，前者主要指可兴奋型组织在接受有效刺激而产生兴奋的一个较短时间内，无论再施以多强的刺激都不能使该组织再次兴奋；后者则指继绝对不应期之后，可兴奋型组织的兴奋型逐渐恢复，给予阈值强度以上的刺激可使该组织产生兴奋并产生低于正常值的动作电位。

（二）脑波振幅的决定因素

脑波振幅的决定因素也有很多，由于在关于脑波周期的决定因素的内容中已经阐释过神经元同步化与去同步化程度，故此不再赘述，仅就其他决定因素展开讲述。

1. 神经元数目与排列方向

众多研究发现，神经元数目与脑电波形存在一定关系，一般而言神经元数目越多则脑波振幅就越大。其前提是，这些神经元能够在方向上保持一致，而大脑皮层表面椎体细胞保证了这一点。底层神经元排列则无这般有序性，因此底层直接记录到的脑电电位振幅较前者低，且由于底层神经元距离表面较远，对头皮电极所记录的脑电图影响不大。

2. 记录电极位置

对于头皮电极而言，由于颅骨和头皮等组织对皮层脑电活动存在一定的电压衰减及高频滤波作用，故所记录到的脑波振幅较皮层电极记录到的要小很多。在双极导联模式下，两个电极位置间距应大于 3 cm，否则两个电极记录所得的脑波电位差值相互抵消致使所记录波形振幅较小。

3. 神经元的兴奋型

对于癫痫患者，由于神经元过度兴奋，在动作电位产生后还会出现连续的去极化与超极化现象而呈现神经元爆发性点燃，在脑电图上出现阵发性高波幅棘波等。

学 习 小 结

一、学习内容

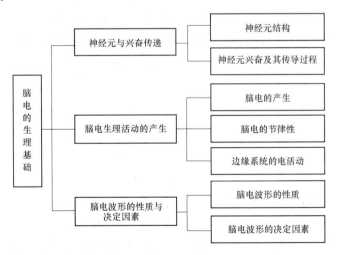

二、学习方法体会

（1）"脑电的生理基础"这一章节内容所涉及的神经元与动作电位实际在"人体生理功能"课程中已有讲解，故可以以知识点回顾的形式进行学习来加以巩固。

（2）有关脑电生理活动的产生、节律的产生、边缘系统的电活动对脑电的影响这部分内容比较抽象，需要建立在对脑的解剖结构及功能比较熟悉的基础上进行学习。

目 标 检 测

一、选择题

1. 下列关于神经元的说法中正确的是（　　）。
   A. 神经元是高度分化的细胞，能分裂并具有细胞周期
   B. 神经元的轴突是一种细胞器，参与构建神经纤维
   C. 神经元的形态结构与神经元完成的功能相适应
   D. 神经元仅包括树突和轴突两部分

2. 将一对刺激电极置于神经轴突外表面，当通以直流电进行刺激时兴奋将发生在（　　）。
   A. 刺激电极正极处　　　　　　　　B. 刺激电极负极处
   C. 两个刺激电极处同时发生　　　　D. 先正极后负极

3. 兴奋在神经元之间的传递途径是（　　）。
   A. 突触小体—递质—突触间隙—突触后膜—轴突
   B. 递质—突触小体—突触间隙—突触后膜—轴突
   C. 轴突—突触小体—递质—突触间隙—突触后膜
   D. 轴突—递质—突触后膜—突触间隙—突触小体

4. 现代脑电图学中，脑波按照频率由高到低的排列顺序为（　　）
   A. α、β、θ、δ　　　　　　　　　B. β、α、θ、δ
   C. δ、β、α、δ　　　　　　　　　D. α、θ、δ、β

5. 止痛类药物并不损伤神经元的结构，却能在一段时间内阻断神经冲动向感觉中枢的传导，它的作用部位是（　　）。
   A. 细胞体　　　　　　　　　　　　B. 轴突
   C. 突触间隙　　　　　　　　　　　D. 树突

6. 产生脑电节律性活动的主要部位是（　　）。
   A. 新皮层　　　　　　　　　　　　B. 丘脑
   B. 脑干　　　　　　　　　　　　　D. 苍白球

7. 关于海马活动的叙述，不正确的是（　　）。
   A. 8～12 Hz 的 α 节律　　　　　　B. 4～7 Hz 的 θ 节律
   C. 头皮很难记录到其电活动　　　　D. 海马内环路具有放大器效应

8. 脑波产生的机制主要是（　　）。
   A. 由大量皮层神经组织的突触后电位同步总和所形成
   B. 由大量皮层神经元轴突的动作电位同步总和所形成
   C. 由皮层电紧张放电形成

D. 由皮层表面直流电变化形成

9. 以下属于脑电波形周期的决定性因素的是（　　）。

A. 神经元回路的物理学特点

B. 神经元的不应期和物质代谢

C. 大脑皮层神经元同步化和去同步化程度

D. 以上都是

10. 癫痫样波不包括（　　）。

A. 棘波　　　　　　　　　　　　B. 尖波

C. 棘慢波　　　　　　　　　　　D. 慢波

二、简答题

1. 试阐述兴奋型突触后电位和抑制型突触后电位的产生机制。

2. 正常脑电波形由不同频率和振幅的波混合而成，依频率的不同可分为 4 种。简述 4 种脑电波形的特征及生理意义。

3. 试阐述脑电节律性活动的产生机制。

4. 简述边缘系统海马结构的电活动。

5. 请判别图 2-16 所示各脑波所属节律类型。

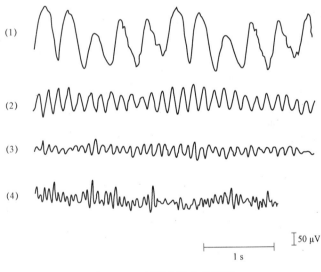

图 2-16　判别脑波节律类型

第 3 章

脑电信号的检测

学习目标

● 学习目的

通过学习,巩固电路的相关基础知识,并理解如何将电路知识用于实际的脑电信号检测;理解放大器、滤波器关键参数的意义并掌握相关电路的设计方法;了解数字滤波的原理及FFT的原理及其作用。

● 知识要求

(1)熟悉脑电信号对电路系统所提出的挑战。
(2)理解参考电极电路的意义和价值。
(3)理解仪表放大器的原理及特点。
(4)理解模拟滤波器的原理。
(5)掌握模拟滤波器的设计方法。
(6)了解数字滤波的原理及程序设计流程。
(7)了解FFT的原理及其作用。
(8)了解特征提取的目的及概念。

● 能力要求

(1)能够针对脑电这类微弱生物电信号提出电路检测的结构框图。
(2)熟练应用相关电路对脑电信号进行放大和滤波处理。
(3)能够根据实际要求选择电路参数。

脑电信号是最复杂的生物信号之一,不但如此,基于头皮电极的采集方式,电极能接收到的脑电信号十分微弱,这使得对脑电信号的采集变得十分困难。对此,本章针对脑电信号的特点,从采集方式、便携式系统的电极选择、系统模拟部分的特点、相关重要环节及其基础知识、数字部分的组成及算法对脑电信号采集进行较为详细的讨论分析。本章对电路的分析结果均是在 Multisim 软件仿真软件平台上得到的。最后的算法程序示例为了突出算法本身，均是在总程序中节选而得，不能直接用于编译运行，仅供读者参考。为了保证本章内容的连贯性和逻辑性，在第一节对本书前面对脑电信号的介绍中涉及脑电信号特征的相关知识进行了回顾。

第一节　现有 EEG 系统介绍

一、脑电信号采集方式

脑电图在头皮外测量，电极仅用于接收脑电信号。这是它最大的优势，不会对监控的大脑造成任何可能的损伤。而它的缺点也同样明显：在头皮外接收到的脑电信号不仅微弱，而且多个脑区的活动脑电信号会叠加在一起，最终形成看起来十分混乱的波形。幸好这些缺点可以被部分克服。微弱的脑电信号可以放大，而波形分离的问题早在 19 世纪就已经由法国数学家傅里叶解决。

脑电信号的采集方式，从破坏性上可分为两类："有创"和"无创"。在脑电研究发展的早期，人们用电流计记录脑电信号。然而，随着现代电子电路技术的进步，脑电信号采集系统主要由一组电极、针对每个通道的差分放大器和滤波器组成。脑电信号的总体质量取决于许多因素，其中电极类型尤为重要。用于脑电信号记录的电极有很多种，如一次性（无凝胶或预凝胶）电极、可重复使用的盘电极、头戴式电极帽、基于盐水的电极和针电极等。通常，用于临床和应用研究的电极直径小于 3 mm，由 Ag-Agcl 材料制造。这些电极通过长导线连接到放大器上，这样就可以放大从头皮获得的小幅度脑电信号。为了更好地记录脑电信号，电极阻抗需要保持在 1~5 kΩ。在有创型测量中，要进行开颅手术从而对大脑有一定的损伤；"无创"采集方式则不需要这种手术，从而对大脑没有什么损害。"有创"采集方式具体可分为完全植入型和皮层表面电极型。完全植入型就是将电极植入大脑皮层；而皮层表面电极型则是将电极放在大脑皮层的表面而不是真正植入大脑皮层。皮层表面电极型和完全植入型相比，两者虽然都需要做开颅手术，但皮层表面电极型却不需要将电极植入大脑皮层，而是将电极放置在大脑皮层表面，这样对大脑皮层神经元的损伤很小，风险也更低。尽管如此，对大多数用户而言，开颅手术还是难以接受的。因此，有创型研究一般实施在那些需要用大脑皮层电极来实现病灶精确定位的癫痫患者身上。目前使用最广泛的仍是基于头皮脑电的无创的脑机接口技术。但是，由于脑电信号在传输到头皮时已经衰减很多，脑电信号十分微弱，要从如此微弱的脑电信号中提取意识信息是相当有难度的。在过去的 10 年中，科研工作者的研究方向主要集中在对头皮脑电信号的检测和分析上。

脑电图仪为放大百万倍的微伏级精密电子设备，它的使用环境及条件要求比较严格，通常应该选择在安静、避光和电磁干扰小的房间中使用。临床使用的脑电图仪至少应有 8 个导联，此外还有 12、16、32 导联等多种规格型号。在认知研究中一般使用 32、64、96 导联的脑电图仪。通常脑电图仪的导联数目越多，所能获得的脑电信息也越丰富。但是，电极数越多，除了设备更昂贵以外，在使用时安装电极的时间也越长，信息处理的复杂度也相应增高，因此，应根据具体情况做出合理的取舍。

二、现有的 EEG 系统

脑电图仪不论电极多少，其基本的电路结构是相同的。限于篇幅，现以一个典型的单通道 EEG 系统为例，描述现有的 EEG 系统的组成及会遇到的问题。

标准的单通道 EEG 系统主要由 3 个电极、3 条导联线和 1 个差分仪表放大器组成，如图 3-1 所示。

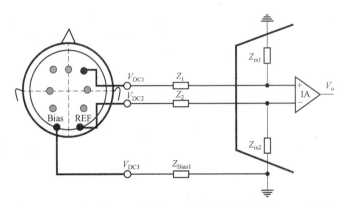

图 3-1　通过 3 个无源电极和 1 个差分放大器获取 EEG 信号

如图 3-1 所示，差分放大器测量 Z_1 电极与参考电极 Z_2 之间的电压值。第三个电极一般称为偏置电极或接地电极，用于平衡身体电极共模信号，若没有此电极，则电极电势信号会发生漂移，甚至会使仪表放大器的输入饱和。

皮肤和电极之间的极化电压可以用一个复阻抗和一个直流电压源进行等效，如图 3-2 所示。

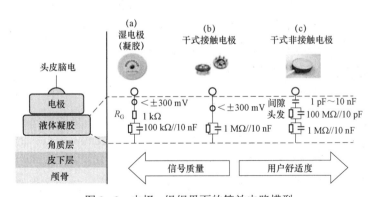

图 3-2　电极-组织界面的等效电路模型

通过上述等效电路模型可以计算出各个不同电极连接形式的阻抗（图 3-3），在满足用户舒适度的同时，需要牺牲信号质量，这也是现有的 EEG 系统的主要缺陷。不过所有工业设计都是多种利弊权衡取舍的结果，正如在临床上应用最为广泛的是湿电极，湿电极利用导电凝胶可以有效减小皮肤与电极之间的接触阻抗，同时可以降低由导联线移动造成的伪影，但湿电极的使用需要备皮，并需要专业人员进行电极的安装，另外，凝胶容易干，故为了保证获得的脑电信号的完整性，需要频繁地更换电极，如此操作保障了脑电信号的质量，却严重降低了病患的舒适度，在需要长期监护采集的情形下更是不方便，其适合在医院使用，用于穿戴式便携设备却不适合。

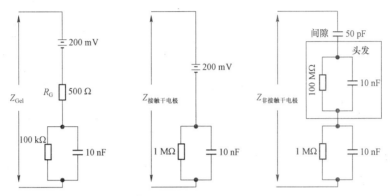

图 3-3　按照图 3-2 所示等效电路模型取范围内数值计算得到相应的等效电路阻抗
（可见干电极的复阻抗在 50 Hz 处高达几兆欧甚至更高，这将显著增大噪声和环境干扰带来的影响）

传统的 EEG 系统采用的是无源电极，并通过导联线将之与差分放大器相连，按照上述分析，此类系统并不适合使用干电极，但是湿电极不适用于便携式可穿戴设备，而按照传统 EEG 系统设计的可便携式穿戴设备使用干电极会影响脑电信号质量。对此，有一种合适的解决方法：使用有源电极 ASIC。

第二节　脑电信号检测面临的挑战

脑电信号的检测是 EEG 系统的第一级，是决定 EEG 系统性能的关键部分。脑电信号反映的是颅骨下数千或数百万个神经元动作电位的总和。一个成年人的典型头表脑电信号的幅值为 10～100 μV，但是在硬膜下测量的脑电信号的幅值却达到 10～20 mV，脑电信号频率主要分布在 1～30 Hz 范围。针对脑电信号的这些特点，脑电信号的检测将面临如下一系列的挑战，对此，本节将讨论几个典型的应对方法。

（1）放大的脑电信号对象是低频小信号，所采用的仪表放大器最大输入参考噪声的最大值不得超过 6 μV_{pp}；

（2）皮肤与电极之间存在高接触阻抗，从而需要大于 100 MΩ 的高输入阻抗以最小化脑电信号衰减；

（3）需要耐受较大的电极极化电压，该极化电压会在每个电极上造成高达几百毫伏的偏移电压，会使仪表放大器饱和，故仪表放大器需要在保证自身噪声特性的情况下容许至少

300 mV 的电极直流漂移；

（4）需要抑制环境伪影；

（5）需要最小化系统容量与功耗。

因此，为了保证脑电信号质量，临床 EEG 系统所使用的生物放大器应遵循一系列主要技术标准，见表 3-1。

表 3-1　EEG 系统的技术标准

项目	IEC60601-2-26[16]	IFCN[17]
输入电压范围/mV$_{pp}$	1	—
输入噪声（每个通道）	6 μV$_{pp}$	1.5 μV$_{pp}$ 0.5 μV$_{rms}$ （0.3~100 Hz）
高通滤波器截止频率/Hz	<0.5	<0.16
电极偏移容差/mV	±300	—
输入阻抗（在 50 Hz 时）/MΩ	—	>100
共模抑制比（CMRR） （在 50 Hz 时）/dB	—	110
功耗（每个通道）	—	—
应用	临床湿电极	临床湿电极

一、参考电极电路

有两个因素限制了实际应用中 EEG 系统的 CMRR，它们分别是：组织-电极间阻抗（ETI）失配和电极的前置放大增益失配。由于脑电信号需要电极采集并需要通过导联线传输到后级系统，故这期间的器件失配将导致整个系统的 CMRR 减小。而器件的失配是不可避免的，故为了增大 CMRR，需要在共模信号的干扰路径上想办法。参考电极电路就是一种用于增大 CMRR 的电路，它通过将共模输入信号通过参考电极反馈到检查者以抵消人体共模信号来实现对共模信号的抑制作用。参照图 3-1 所示便携式三电极 EEG 系统及生物电测量中的工频干扰源模型，给出典型的参考电极电路拓扑结构，如图 3-4 所示。

图 3-4 中 Diff-point1，Diff-point2 两个节点是两个 EEG 信号电极采集脑电信号的接入点，对应后端差分输入。Feedback DRL 节点是参考电极的反馈输出。Z_{inner1}，Z_{inner2} 为人体内阻抗，可以忽略不计。Z_{trode1}，Z_{trode2} 为电极与人体的接触阻抗，R_0 第三电极与人体接触阻抗与保护电阻的总和，C_{cross1}，C_{cross2} 是人体和电源线与地之间的耦合电容，下文中分别用 C_b，C_p 表示。

由图 3-4 可见，供电电源通过耦合电容会串入脑电信号端，对脑电信号叠加工频干扰，该干扰是 Diff-point1，Diff-point2 两个脑电信号输入端的典型共模干扰。现不妨以 V_1，V_2 分别作

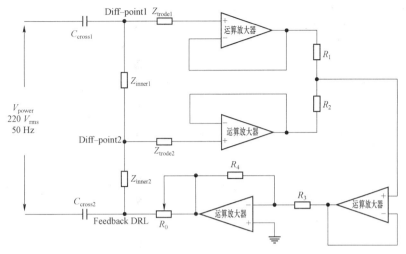

图 3-4 典型的参考电极电路拓扑结构

为 Diff-point1，Diff-point2 两个脑电信号端的输入信号，以 V_o 作为 U2A（图 3-4 中运算放大器）的同相端输入，则有

$$V_o = \frac{V_1 + V_2}{2} - \frac{R_1 - R_2}{2(R_1 + R_2)}(V_1 - V_2) \tag{3-1}$$

若 $V_{power} = 220\sqrt{2}\sin(\omega t + \varphi)$，$0 \leqslant \varphi \leqslant 2\pi$，当 $R_1 = R_2$ 时，有

$$V_o = V_c = (V_1 + V_2)/2 = \frac{C_p}{C_b + C_p}V(t) \tag{3-2}$$

V_c 即前置电路的当前共模信号值。针对节点 Feedback DRL 用 KCL 分析可得当参考电极电路趋向稳定状态时有

$$\begin{aligned}V_c(t) &\approx 220\sqrt{2}\frac{C_p}{(C_b + C_p)} \cdot \frac{\omega\varepsilon\cos(\omega t + \varphi)}{G + 1} \\ &= 220\sqrt{2}\frac{C_p\omega R_0 \cos(\omega t + \varphi)}{G + 1}\end{aligned} \tag{3-3}$$

式中，$G = R_3/R_4$。G 的一般选择为 40~200，同时对于 R_0 的取值，不同文献的建议不同，如 TI 公司推荐的取值为 390 kΩ。由式（3-3）可见，共模电压的稳态值与 G 成反比，与 R_0 成正比。可见 G 越大越好，R_0 越小越好。但在实际使用中，并非可以如此简单处理。

作为用于人体生物电测量的医疗电子仪器，由于需要将电极直接与人体相连，必然使人体成为测量电路的一部分，即有电流流过人体，这就存在对人体产生致命威胁的可能性，故 GB 9706.1—1995，2007 标准规定了设备的患者漏电流及患者辅助电流的交流电流不得超过 0.1 mA[18-19]。因此，对于参考电极电路，引共模信号返回人体，更需要限制电流不超过 0.1 mA，以保障人体安全。而在实际使用中，持续时间小于 200 ms 时，5 mA（60 Hz）的电流并不会引起室颤的发生。这对于 50 Hz 信号同样适用。由此可见，GB 9706.1 所规定的 0.1 mA 的安全电流是指最大平均电流，瞬时电流只需要不超过 5 mA 即可。

回顾式（3-3），结合上述人体安全电流可知，R_0 的选取需要以安全电流为标准。一方面需要保证最大电流在 5 mA 以下，同时需要让最大平均电流小于 0.1 mA。参照相关文献估算，R_0 的取值需要大于 100 kΩ。表 3-2 给出了当 $G=100$ 时，R_0 取不同值时参考电极电路的工作状态。表中 V_c 表示稳态后的共模电压，$\bar{i}$ 表示建立稳态的过程对应的平均电流，t_0，t_1 分别对应电路的初始状态和建立稳态时间。

表 3-2　G 固定为 100，R_0 取不同值时参考电极电路的工作状态

R_0/kΩ	t_0/ms	t_1/ms	V_c/mV	$\bar{i}$/mA
1 000	0.419	0.426	19.85	0.009 8
500	0.21	0.213	9.93	0.019 6
100	0.041 9	0.042 6	1.985	0.098
98	0.042 7	0.043 4	1.946	0.100 2
50	0.021	0.021 3	0.993	0.196

结合表 3-2 和图 3-3 中的皮肤电极接触阻抗，R_0 的取值应为 100～500 kΩ，故参考电极电路中的 R_0 取值为 200 kΩ 左右（图 3-4 中的 R_0 包含接触阻抗，此处的 R_0 指实际参考电极电路中接入的实际电阻值）。

由式（3-3）可知，理想状态下 G 的取值越大，共模衰减越理想。结合图 3-4 可知，$G=R_3/R_4$。由此 R_4 越小，R_3 越大，则 G 越大。但是 R_4 过小，会在其上造成过多的功率损耗（电流增大导致），而 R_3 过大又容易引入外界噪声（单纯的电阻在反相放大器中会额外放大环境噪声），同时由于实际运算放大器的开环放大倍数有限，过大的 G 值会导致参考电极电路不工作。因此，经综合考虑，R_4 的取值一般为 10 kΩ 左右，而若用纯电阻，则 R_3 的取值一般不超过 1 MΩ。考虑到纯电阻容易引入环境高频噪声，会造成回路不稳定，同时，当采用干电极时，如果电极偏移和电极阻抗失配同时存在，在 100 kΩ～10 MΩ 这么大的阻抗范围内，保证回路的稳定会变得非常困难，故可以将 R_3 更换为一个小值电容（一般在几 nF 范围内），利用容抗实现反馈，这一方面可以满足低频放大 G 值的要求，一方面避免了高频信号的引入。鉴于此，R_0 也可以不采用单纯的大电阻，可以在电阻上并接一个小电容，以实现高阻抗，从而避免环境噪声的引入。

参考电极电路与使用在心电图机上的右腿驱动电路（DRL 电路）类似，由于其在共模信号抑制上的作用突出，故常用于采用电极和导联线检测生物信号的仪器。在传输生物电信号时，由于生物电信号非常微弱，传输电缆均采用屏蔽层，屏蔽层可以屏蔽外界电磁干扰，但是屏蔽层与芯线之间的分布电容也会引入干扰，此时需要引出参考电极电路跟随器输出反馈到屏蔽层，将屏蔽层电位抬高到放大器内部输出电位，从而大大减小分布电容的影响。对此，多家芯片商给出了具体的解决方案（但大多针对 DRL 电路），其实质就是在 DRL 电路上多引出一个输出线给屏蔽层。图 3-5 所示为 TI 公司给出的 DRL 电路原理图。由于电路原理相同，故 EEG 系统的参考电极电路可参考此类解决方案加以改进设计。

第 3 章　脑电信号的检测

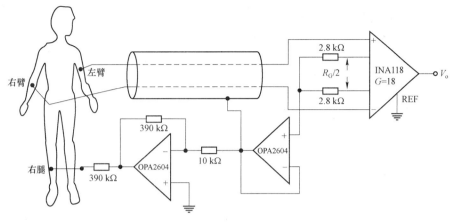

图 3-5　DRL 电路原理图
(源自 TI 公司 INA118 数据手册)

二、前级缓冲

前级缓冲几乎是所有低频小信号检测电路所必须的电路结构。人体生物电信号源自细胞跨膜物质转移中产生的离子动作电位，而相应信号传播到体表会被削弱。当从人体中检测获取生物电信号时，人体对于外界电路可以等效为一个有内阻的信号源。回顾图 3-3，用于测量生物电信号的测量电极会表现出很高的阻抗特性，而信号通过测量电极，最终需要后续电路进行处理，故此处将电极及人体整体当作后续电路的信号源，而将后续电路等效为该信号源的负载，等效电路如图 3-6 所示。

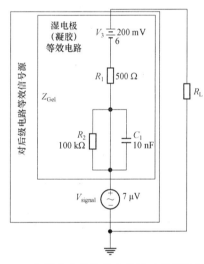

图 3-6　在测量人体生物电信号时的等效信号源

图 3-6 中，V_{signal} 表示人体内产生的生物电信号，电极以湿电极为例，在该情况下电极阻抗约为 100 kΩ，按照图中设置的信号参数，该信号的峰值为 10 μV，则其有效值约为 7.071 μV。R_L 表示后续电路的等效负载阻抗。此时，根据不同的 R_L 值，测量 R_L 上信号电压有效值，可得表 3-3 所示数据。

表 3-3　基于图 3-6 所示电路，取不同 R_L 值通过 NI Multisim 仿真得到的 R_L 上的电压值

序号	R_L/Ω	V_{R_L}/μV
1	10 k	0.651 3
2	100 k	3.572
3	1 M	6.443
4	10 M	6.999
5	100 G	7.069

可见，对于后续电路而言，欲得到更好的信号质量，保障处理信号质量，需要后续电路有较大的输入阻抗。而单纯地使用无源器件增大输入阻抗会造成过多的损耗。对此，运算放大器的输入阻抗可以有效地解决这一问题。运算放大器的同反相组态可以分析如下。图3-7、图3-8分别是反相放大器和电压跟随器，图3-9、图3-10分别是两个电路的等效电路。

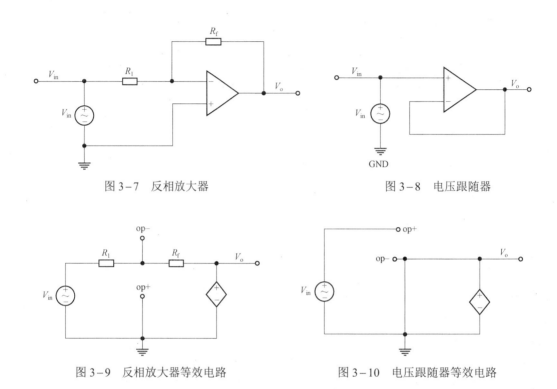

图3-7　反相放大器　　　　　　　　　图3-8　电压跟随器

图3-9　反相放大器等效电路　　　　　图3-10　电压跟随器等效电路

显然，图3-7、图3-8所示电路满足运算放大器的线性区工作条件，因此，运算放大器的分析可以按照虚短、虚断进行分析。由图3-9、图3-10所示等效电路可见，对于反相放大器，其输入阻抗可约等于R_1，而电压跟随器输入阻抗为运算放大器同相端输入阻抗。在理想状态下，电压跟随器输入阻抗为无穷大，对于实际运算放大器，该输入阻抗也在GΩ的量级，完全满足生物信号检测对前级输入阻抗的要求。

三、仪表放大器

脑电信号是一种典型的生物电信号，具有生物电信号低频、微弱、精度要求高等特点。对脑电信号的检测提取，和其他信号检测一样，其关键是对噪声的处理。在前述内容中，已经针对脑电信号检测过程中所面对的高源阻抗、高电极接触阻抗、电极偏移电压、高工频干扰这些容易引入噪声的因素给出了对应的解决方案，但是对于脑电信号放大处理还没有提及。下面讨论脑电信号放大处理的典型方案。

针对脑电信号本身的特点，在选用放大电路时，除了高直流精度、低失调电压、低失调电流这些重要参数外，直接影响脑电信号放大质量、与器件参数失配关联且无处不在的共模信号更是需要重点关注的因素。因为共模信号的存在，放大电路在对差分信号进行放大的同时，也对共模信号进行了放大，虽然在前述讨论中给出了针对共模信号的抑制手段，但是并不能完全消除其影响，而尚存的共模信号必然会与差模信号一起被后续电路放大。为此定义了 CMRR 来表达差模增益与共模增益的比值，以此衡量放大电路对共模信号的抑制能力。

CMRR 很好地描述了放大器共模电压的变化导致的输出电压的变化。如 CMRR 为 80 dB，即表示共模电压变化 1 V，输入失调电压变化 0.1 mV，此时参与放大时，若放大倍数为 1 000 倍，则对应输出失调电压将变化 100 mV。为此，需要一种既能有效地放大差分信号，又能去除共模信号的电路。

针对共模信号的特点，对混有共模噪声的信号进行放大时，差分放大电路是最好的选择，图 3-11 所示为差分运算放大器电路。

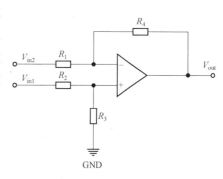

图 3-11 差分运算放大器电路

该电路的输出为

$$V_{out} = \left[\frac{R_3(R_1 + R_4)}{R_1(R_2 + R_3)}\right]V_{in1} - \frac{R_4}{R_1}V_{in2} \qquad (3-4)$$

当 $R_1=R_2=R$，$R_3=R_4=R_f$ 时，上式变为

$$V_{out} = \frac{R_f}{R}(V_{in1} - V_{in2}) \qquad (3-5)$$

式（3-5）是在理想运算放大器和理想状态的电阻匹配条件下得出的。显然，在实际应用中，不能满足上述理想状态，电阻必然会发生失配，从而传递函数会还原为式（3-4）的形式，即两个输入信号的系数不等。而输入信号中既包含差模信号成分，又包含共模噪声成分，在理想状态下，两个信号系数相同，则共模信号互相抵消，从而可以消除共模信号的影响，而此时，由于电阻失配的存在，共模信号并不能被抵消。

以 0.1% 的电阻匹配误差为例，当增益等于 1 时，其 CMRR 便减小到 66 dB。同样，如果源阻抗有 100 Ω 的不平衡，将使 CMRR 减小 6 dB。在最坏的情况下，10 V 的共模信号会产生 20 mV 的输出误差，如图 3-12 所示。

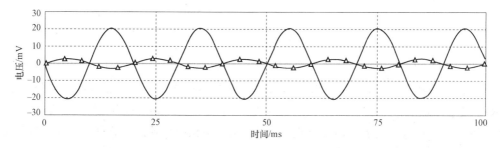

图 3-12 差分运算放大器电路电阻失配蒙特卡洛最坏情况分析

差分运算放大器电路结构简单，但是却有两个重要缺陷，一是共模抑制能力受电阻失配影响严重；二是电路输入阻抗很低，按照上述分析可知，这并不适合生物电信号的放大。因此，需要对电路进行优化。增大输入阻抗要求增加电阻的数值，这样将产生更多噪声。最后，共模抑制比也受到限制。根据前述输入缓冲的分析，可以利用电压跟随器增大输入阻抗（图3-13）。

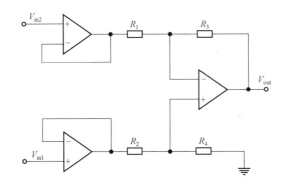

图3-13　利用电压跟随器改善差分运算放大器电路的低输入阻抗
（图中取 $R_1=R_2$，$R_3=R_4$，传递函数并没有变化）

增加了电压跟随器后，输入阻抗得到了很好的改善，但是仅仅如此噪声性能并不能得到改善。此时若将电压跟随器换成同相放大器，一方面保持了高输入阻抗，一方面又可以提供一级增益。图3-14所示为电路结构。

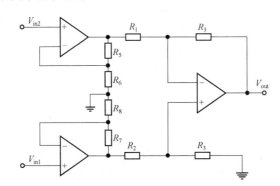

图3-14　将电压跟随器换成同相放大器以优化差分运算放大器电路
（在图3-13的基础上取 $R_5=R_7$，$R_6=R_8$）

图3-14所示电路的传递函数如下：

$$V_{\text{out}} = \frac{R_3}{R_1}\left(1 + \frac{R_5}{R_6}\right)(V_{\text{in1}} - V_{\text{in2}}) \qquad (3-6)$$

可见，图3-14所示电路仍然没有对噪声性能实现优化，其原因在于图中的缓冲级，该级在为差分信号额外提供输入增益的同时也将共模信号放大了同样的倍数，从而整个电路的CMRR还是由最后一级差分环节决定。但是，对图中缓冲级电路进行分析可知，接地点是上、下两个同相放大器的电路参考点，因此，两个电路的电流均会在该点汇流，互不影响，因此，对于差模电流和共模电流没有任何区分，均会流入参考点，从而差模、共模信号均能得到放大。

此时，若将接地点取消，并用 R_G 替代 R_6，R_8（图 3-15），则整个差分输入电压现在都呈现在 R_G 两端。因为输入电压经过放大后的差分电压呈现在 R_5，R_G 和 R_7 这 3 只电阻上，所以差分增益可以通过仅改变 R_G 进行调整。

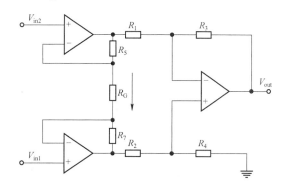

图 3-15 取消接地点，用 R_G 进一步优化的差分运算放大器电路

这种连接的增益用比率匹配的电阻器设定后，在改变增益时不再对电阻匹配有任何要求。若 $R_5=R_7$，$R_1=R_2$，$R_3=R_4$，则有

$$V_{\text{out}} = \frac{R_3}{R_1}\left(1 + \frac{2R_5}{R_G}\right)(V_{\text{in1}} - V_{\text{in2}}) \qquad (3-7)$$

由于 R_G 两端的电压等于输入差分信号，所以流过 R_G 的电流为

$$i_G = \frac{(V_{\text{in1}} - V_{\text{in2}})}{R_G} \qquad (3-8)$$

因此，差分信号将通过缓冲级获得增益并得到放大，见式（3-7）。

然而对于共模电压，显然在 R_G 两端具有相同的电位，从而不会在 R_G 上产生电流。由于没有电流流过 R_G（也就没有电流流过 R_5 和 R_7），缓冲器将作为单位增益跟随器工作。因此，共模信号将以单位增益通过输入缓冲器，而差分电压将按缓冲级的增益系数被放大，增益大小见式（3-9）。

$$增益 = 1 + \frac{2R_5}{R_G} \qquad (3-9)$$

这也就意味着该电路的 CMRR 相比与原来的电路增大了（$1+2R_5/R_G$）倍。

可见，图 3-15 所示的最终优化差分运算放大器电路实现了高输入阻抗和高 CMRR 的最终目的。该电路即人们所熟悉的三运放仪表放大器。理论上，用户可以得到所要求的前端增益（由 R_G 决定），而不增加共模增益和误差，即差分信号将按增益成比例增加，而共模误差则不然，所以 A_d/A_c 将增大。因此，CMRR 理论上直接与增益成比例增加，这是三运放仪表放大器非常重要的特性。由于结构上的对称性（该对称性在三运放仪表放大器芯片中得到了更好的保障），输入放大器的共模误差将被输出级的减法器消除。这包括诸如共模抑制随频率变换的误差。可见三运放仪表放大器特别适合对生物电信号进行放大。

需要强调的是，任何优化的方案都不是万能的，生物电信号的检测面临多种挑战，需要上述多个优化手段综合应用才能获得理想的信号质量，为后续的信号分析、处理提供保障。

第三节　滤波器结构

滤波器是微弱信号检测的必备电路。在微弱信号的检测过程中，多种噪声会严重影响最终检测到的信号质量，甚至将信号完全淹没在噪声里。前文所述的多种手段主要针对信号源和共模信号以提升信号的质量，但是其对信号所面对的多种电磁噪声并没有给出有效的解决方案。为此，本节详细讲述滤波器的原理和设计方法。

19世纪的法国数学家傅里叶详细阐述了周期信号可以分解为多个不同频率、不同幅值的正弦信号的叠加。虽然拉格朗日以正弦信号不能合成带有棱角的信号而反对傅里叶的结论，但是在后续的研究中证明了正弦信号的叠加可以非常无限地逼近带有棱角的信号。因此，傅里叶的理论在工程领域处理周期信号时得到了广泛的使用，特别是在电学领域，可以使用傅里叶理论将任意周期信号分解为直流分量和一组不同幅值、频率、相位的正弦波，这就是人们所熟知的傅里叶变换（FT）。

图 3-16 所示的两个电信号同时接入一个负载时会合成为同一个信号波形，如图 3-17 所示（R_3 为负载）。很多时候从负载上检测到的信号，即多个信号合成的信号。在这一合成的信号中，有需要的信号，但更多的是不需要的噪声，从中将信号剥离出来，是信号检测的最终目的。

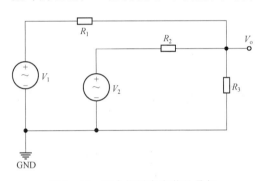

图 3-16　两个信号在负载处叠加

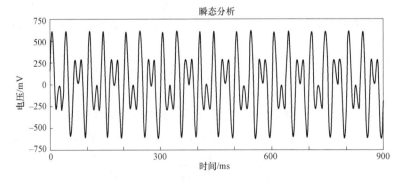

图 3-17　负载端得到的合成信号

知己知彼，百战不殆。要从最终得到的混合信号中将所需要的信号提取出来，首先必须弄清信号的组成成分。对此，傅里叶变换有效地解决了这一难题。图 3-18 即图 3-17 所示合成波形的傅里叶变换的结果，从中可以明显地看出，上述信号由两个幅值相同、频率分别为 30 Hz 和 50 Hz 的正弦信号组成。

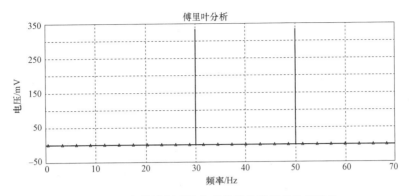

图 3-18　负载端得到的合成信号的傅里叶分析结果

可见信号的组成满足傅里叶理论。这也为后期的信号滤波处理奠定了数学理论基础。

在了解信号组成的特点后，为了将目标信号从包含多种频率分量的合成信号中提取出来，需要利用元器件针对不同信号的频率特性，对不同频率的信号采取不同的处理方式。采用这种方式的电路结构即滤波器电路。滤波器的设计复杂多样，限于篇幅及本书主题，下面仅对常见的医用生物电信号检测所用的模拟滤波器电路结构及所需元器件进行讨论。

一、RLC 无源滤波结构

无源滤波器是由电阻和电容或电感和电容构成的一种对信号频率有筛选能力的电路结构，其可适用的频率范围很广，在 10 Hz～500 MHz 的频带内都适用。

根据上述讨论可知，滤波器所依托的是元器件的频率特性。元器件的频率特性通过元器件的伏安特性得到体现。现通过回顾电阻（Resistor）、电容（Capacitor）、电感（Inductor）三大无源器件的伏安特性及阻抗特性，来选择用于实现无源滤波的元件。

（1）电阻。电阻两端的伏安特性由欧姆定律给予描述（图 3-19、图 3-20）。

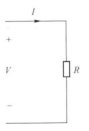　　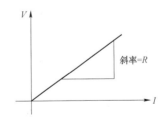

图 3-19　电阻上的电压与电流（关联参考方向）　　图 3-20　电阻的伏安特性曲线

由欧姆定律可知：

$$R = \frac{V}{I} \tag{3-10}$$

式（3-10）对于交流信号仍然适用，故有

$$v(t) = Ri(t) \qquad (3-11)$$

若式（3-11）中电流为

$$i(t) = I_{\max}\sin(\omega t + \varphi) + I_D \qquad (3-12)$$

则流过电阻 R 的电压为

$$v(t) = RI_{\max}\sin(\omega t + \varphi) + RI_D \qquad (3-13)$$

可见图 3-20 所示的电阻元件的伏安关系是一条直线，对于直流和交流信号均一致。因此，可以认为电阻元件是一个线性元件，其两端的电压与流过它的电流满足线性关系，即交流信号经过电阻只产生损耗（电阻上的电压降），而不会发生频率的改变，换言之，任何频率的信号经过电阻所受到的影响都是相同的。因此，电阻不具备根据频率筛选信号的能力。

（2）电容。电容元件的伏安特性可以通过分析平行板间电容器得到（图 3-21、图 3-22）。

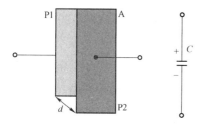

图 3-21 平行板电容器及电容电路符号

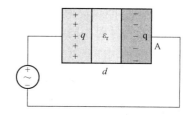

图 3-22 外接电压源的平行板电容器

众所周知，平行板电容器在外接电源的时候可以储存电荷（图 3-22），其储存电荷的能力称为电容值，用字母 C 表示，单位是法拉（F）。由基础电路知识可知，电容储存电荷的多少和外接电压的大小成正比，即

$$q = CV, \quad q \propto V \qquad (3-14)$$

电流的大小被定义为电荷的流量，即

$$i(t) = \frac{dq}{dt} \qquad (3-15)$$

将式（3-14）代入式（3-15），有

$$i(t) = \frac{d}{dt}[Cv(t)] = C\frac{dv(t)}{dt} \qquad (3-16)$$

此时，若在电容两端接入一个交流电压 $v(t) = V_m \sin\omega t$，依据式（3-16）有

$$i(t) = C\frac{d}{dt}(V_m \sin\omega t) \qquad (3-17)$$

即

$$i(t) = CV_m\omega\cos\omega t = CV_m\omega\sin(90° + \omega t) \qquad (3-18)$$

显然，式（3-18）中电流的最大值为

$$I_m = C\omega V_m \qquad (3-19)$$

用式（3-19）中的电流最大值把式（3-18）用相量形式表示可以得到

$$\dot{I} = I_m \angle 90° \tag{3-20}$$

将加在电容器两端的电压也写成相量形式，易得到

$$\dot{V} = V_m \angle 0° \tag{3-21}$$

根据阻抗的定义可知，电容产生的阻抗可以用其两端的电压与流过它的电流的相量比值进行描述，即

$$Z_C = \frac{\dot{V}}{\dot{I}} \tag{3-22}$$

将式（3-20）和式（3-21）代入式（3-22）可得（此处省去详细的相量运算过程）

$$Z_C = \frac{V_m \angle 0°}{I_m \angle 90°} = \frac{V_m \angle 0°}{C\omega V_m \angle 90°} = \frac{1}{\omega C} \angle -90° = -j\frac{1}{\omega C} \tag{3-23}$$

式（3-23）中 Z_C 的模值用 X_C 来表示，称为电容的容抗，即 $X_C = 1/\omega C$。将容抗代入式（3-23）有

$$Z_C = -jX_C \tag{3-24}$$

由式（3-24）可见，电容产生的阻抗与容抗成正比，而由容抗的定义可知，容抗的大小与信号频率成反比，因此，信号频率越高，电容的容抗越小，信号在电容上的损耗越小，反之则相反。同时，由式（3-20）可以得到电容上电压与电流的关系，如图3-23所示。

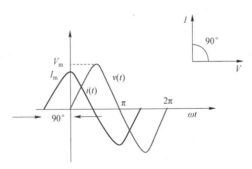

图3-23 电容的电压-电流波形及其相量关系

图3-23中，电容上的电流滞后电压π/2个相位，其幅值大小由容抗的大小决定。显然，电容元件针对不同频率的信号，同样不会对信号频率产生影响，但是其容抗与频率的相关性会导致不同频率的信号经过电容时其损耗不同，故电容元件针对频率的差异表现出损耗的差异，可以将此特性用于信号的筛选。

（3）电感。电感是一种无源的双端电子元件，其可以通过磁场储存电能。电感通常是通过导线在铁芯（或空心）规则缠绕一定圈数制成。其储存电能的能力通过电感量 L 来表示，电感量的单位是亨利（H）。通过基础电路知识可知，电感的感应电动势可以表达为式（3-25）：

$$v(t) = L\frac{di(t)}{dt} \tag{3-25}$$

若感应电动势的值为 $v(t)=V_m\sin\omega t$,则有

$$V_m \sin\omega t = L\frac{di(t)}{dt} \tag{3-26}$$

通过进一步计算可以得到

$$i(t) = -\frac{V_m}{\omega L}\cos\omega t = \frac{V_m}{\omega L}\sin\left(\omega t - \frac{\pi}{2}\right) \tag{3-27}$$

通过式（3-27）易得到该电流的最大值为

$$I_m = \frac{V_m}{\omega L} \tag{3-28}$$

因此，可以将电感与电流的关系写成相量形式，如式（3-29）所示。

$$\dot{I} = I_m \angle -90° \tag{3-29}$$

由式（3-21）、式（3-22）可得电感的阻抗，如式（3-30）所示。

$$Z_L = \frac{V_m \angle 0°}{\frac{V_m}{\omega L} \angle -90°} = \omega L \angle 90° = j\omega L \tag{3-30}$$

式（3-30）中 Z_L 的模值用 X_L 表示，称为电感的感抗，即 $X_L = \omega L$。将感抗代入式（3-30）有

$$Z_L = jX_L \tag{3-31}$$

由式（3-31）可见，电感产生的阻抗与感抗成正比，而由感抗的定义可知，感抗的大小与信号频率成正比，因此，信号频率越高，电感的感抗越大，信号在电感元件上的损耗越大，反之则相反。同时，由式（3-29）可以得到电感元件上电压与电流的关系，如图3-24所示。

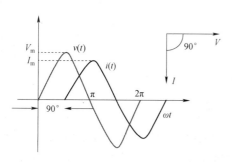

图3-24 电感的电压-电流波形及其相量关系

图3-24中，电感上的电流超前电压π/2个相位，其幅值由感抗的大小决定。显然，电感元件针对不同频率的信号，同样不会对信号频率产生影响，但是与电容一样，感抗与频率的相关性会导致不同频率的信号经过电感时其损耗不同，故电感元件针对频率的差异同样表现出损耗的差异，显然可以将此特性用于信号的筛选。

通过上述分析可知，三大无源器件均不会对通过的信号频率做出任何改变，但是，电容和电感两个元件产生的阻抗会随着信号频率的变化而变化，这为利用三大无源器件对信号进行筛选提供了可能。因为不会改变信号频率，所以在筛选信号时不会造成信号的频率失真，而由于阻抗的不同，信号经过元件时衰减程度不同，故可以以此通过选择不同的元件参数使不同频率的信号产生不同的衰减，进而达到衰减噪声，筛选信号的目的。鉴于此，采用电阻的频率稳

定性可以与电容和电感实现针对不同频率信号的差异化分压，以实现对信号的筛选（为了描述和理解方便，下文对以串联方式构成的滤波结构进行分析，若想分析并联结构，需要将信号源换成电流源，具体内容在此不再赘述）。

依据上述方案，可分析图 3-25 所示电路如下。

不妨先进行初步的定性分析，以得到电路的基本功能。图中电阻和电容分别通过阻值和容抗值对信号源 V_{signal} 进行分压，电阻的阻值和信号频率无关，而电容的容抗值为 $X_C=1/\omega C$，显然与信号频率成反比，故考虑极端情况，即在 $\omega \to 0$、$\omega \to \infty$ 两种情况下，电容的容抗值分别是 ∞ 和 0。依据阻抗分压的特性易得，当 $\omega \to 0$ 时，$X_C \to \infty$，电路中电流趋近 0，则电阻 R 上几

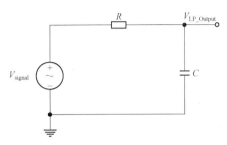

图 3-25 RC 串联分压电路（1）

乎没有电压降，可以认为输出电压 $V_{\text{LP\_Output}} \approx V_{\text{signal}}$，而当 $\omega \to \infty$ 时，$X_C \to 0$，电容可以认为短路，输出电压几乎等同于接地，即 $V_{\text{LP\_Output}} \approx 0$。由此可得图 3-25 所示电路的幅频曲线，如图 3-26 所示。

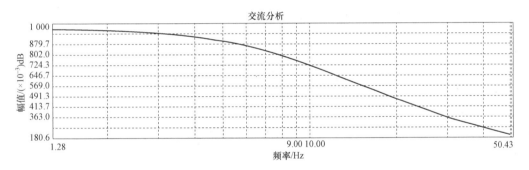

图 3-26 RC 低通电路输出幅频特性曲线

此时，对图 3-25 所示电路按照电路理论进行定量分析如下。

由式（3-10）、式（3-24）及阻抗定义可得电路总阻抗如下：

$$Z_{\text{total}} = R - \mathrm{j}X_C \tag{3-32}$$

由式（3-32）及图 3-25 所示电路可得到输出电压值（即电容 C 上的分压值）为

$$V_{\text{LP\_Output}} = \frac{-\mathrm{j}X_C}{R - \mathrm{j}X_C}v(t) = \frac{1}{1+\mathrm{j}\omega RC}v(t) \tag{3-33}$$

式（3-33）中，$v(t)$ 表示信号源电压 $v_{\text{signal}}(t)$，下同。

显然，式（3-31）表现出来的输出电压与信号频率的关系与图 3-26 相符。同时，图 3-26 中输出电压随着信号频率的升高而不断衰减，而信号频率越低信号衰减程度越低，该特性即低通滤波特性。图 3-25 所示为基础的 RC 无源低通滤波电路，该电路实现对高频信号的衰减，而保持低频信号的通过性。

同理，将图 3-25 所示电路中电阻和电容交换位置可以得到图 3-27 所示电路。

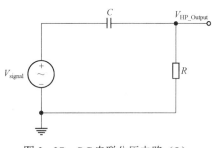

图 3-27 RC 串联分压电路（2）

按照对图 3-25 所示电路的定性分析方法对图 3-27 所示电路进行同样的分析可知，当 $\omega \to 0$ 时，$X_C \to \infty$，电路电流趋近 0，则电阻 R 上几乎没有电压降，可以认为输出电压 $V_{\text{LP\_Output}} \approx 0$，而当 $\omega \to \infty$ 时，$X_C \to 0$，电容元件可以认为短路，电容元件的电压降趋近 0，信号电压几乎完全降在电阻元件上，即 $V_{\text{LP\_Output}} \approx V_{\text{signal}}$。由此可得图 3-27 所示电路的幅频曲线，如图 3-28 所示。

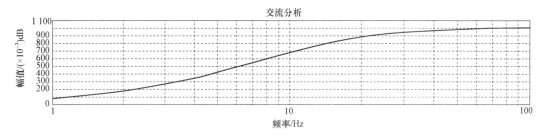

图 3-28 RC 高通电路输出幅频特性曲线

同样可以对图 3-27 所示电路按照电路理论进行定量分析，得到

$$V_{\text{HP\_Output}} = \frac{R}{R - jX_C} v(t) = \frac{\omega RC}{1 + j\omega RC} v(t) \tag{3-34}$$

可见，同一个电路，只是调整了元件位置，便得到了两种完全不同的电路特性。图 3-27 所示为基础的 RC 无源高通滤波电路。其功能正好与无源低通滤波电路相反，可保障高频信号通过而衰减低频信号。

图 3-25、图 3-27 所示的两个电路均采用电阻和电容两个无源元件。从前文的分析可以得知，电感元件的阻抗也随着信号频率的变化而变化。因此，可以考虑在电路中加入电感，同样采用串联分压电路，此时，可以得到图 3-29 所示电路。

根据电感的感抗值 $X_L = \omega L$ 可以对电路进行定性分析。在图 3-29 所示电路中，3 个无源元件分别依据阻值、容抗值和感抗值对信号电压进行分压，输出电压最终为电阻上的分压值。同样考虑极端情况，当 $\omega \to 0$ 时，$X_C \to \infty$，$X_L \to 0$，可见虽然电容近似短路，可电感却相当于开路，故电路电流趋近 0，则电阻 R 上几乎没

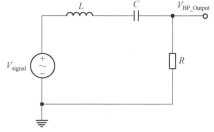

图 3-29 RLC 串联分压电路（1）

有电压降，可以认为输出电压 $V_{\text{LP\_Output}} \approx 0$；而当 $\omega \to \infty$ 时，$X_C \to 0$，$X_L \to \infty$，此时电容近似开路，而电感却又相当于短路，正好相反，电路电流同样趋近 0，电阻 R 上同样几乎没有电压降，仍然可以得到输出电压 $V_{\text{LP\_Output}} \approx 0$。显然只有当 ω 处于中间频率时，输出电压才不为 0，由此可得图 3-29 所示电路的幅频曲线，如图 3-30 所示。

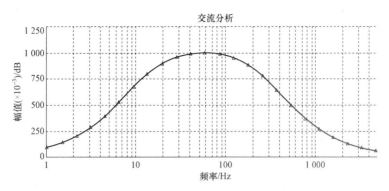

图3-30 RLC带通电路输出幅频特性曲线

若同一个电路输出电压换为电感与电容串联端的电压，分析方法同上，则可得到电路及幅频曲线（图3-31、图3-32）。

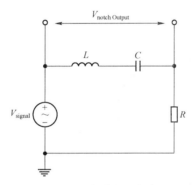

图3-31 RLC串联分压电路（2）

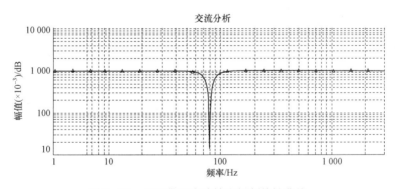

图3-32 RLC带阻电路输出幅频特性曲线

同理，根据式（3-24）和式（3-31）可以得到图3-30（与图3-31相同）所示电路总阻抗为

$$Z = R + j(X_L - X_C) \tag{3-35}$$

由串联分压可得到图3-29和图3-31所示电路的输出如下：

$$V_{\text{BP\_Output}} = \frac{j\omega RC}{1 - \omega^2 LC + j\omega RC} v(t) \tag{3-36}$$

$$V_{\text{notch\_Output}} = \frac{1-\omega^2 LC}{1-\omega^2 LC + \mathrm{j}\omega RC} v(t) \tag{3-37}$$

可见，输入信号电压的衰减系数随ω的变化而变化，变化规律与图3-30、图3-32所示曲线相同。

至此，回顾图3-26、图3-27、图3-30和图3-32所示幅频特性曲线，从曲线特性可知上述电路分别实现了无源低通、高通、带通和带阻滤波。为了便于进一步讨论滤波器电路，在此需要回顾几个滤波器所涉及的概念。

（1）截止频率（cut-off frequency）。截止频率又称为转角频率（corner frequency）、拐点频率（break frequency）、滚降频率（roll-off frequency）或半功率频率（half-power frequency）。其定义为输出增益降低到峰值增益$1/\sqrt{2}$时对应的频率。

（2）特征频率。特征频率又称为固有频率、谐振频率。谐振是交流电路的一个非常有价值的特性，谐振发生在同时有电容和电感的电路中。

通过上述知识回顾可知，电容的容抗和电感的感抗均随信号频率的变化而变化，当信号频率为某一个特定值时，电路的功率因子（电路中电压与电流相位差的余弦值）变成1，即电路的电压与电流没有相位差，电路的纯电抗等于0，电路呈现纯电阻特性，此时，这一特定频率即谐振频率，用f_0表示。

如式（3-35），当$X_L = X_C$，即$Z = R$时，有

$$\omega = \sqrt{\frac{1}{LC}} \tag{3-38}$$

此时的ω即谐振角频率，用ω_0表示，则谐振频率f_0为$\frac{\omega_0}{2\pi}$。

可见，仅采用谐振频率的定义理解特征频率有一定的局限型，只能对既包含电容又包含电感的电路进行分析。对此，为了方便今后的分析和使用，针对谐振频率对应电路纯电阻特性的这一特点，在分析其他电路时，可以将使电路阻抗与电容的电容值或电感的电感值无关时的频率看成特征频率，同样用f_0表示。如式（3-32），当$\omega = 1/RC$时，总阻抗为$Z = R - \mathrm{j}R$，与电容值无关，当信号频率继续升高时，电路总阻抗会越发趋近电阻R。此时，电路的传递函数$H(\mathrm{j}\omega) = 1/(1+\mathrm{j})$，可见，此时的频率即电路的拐点频率。

（3）品质因数（quality factor）。品质因数又称为Q值。其定义为电路中电抗（容抗、感抗）上的电压降与电阻上电压降的比值；也可以定义为电路中电容或电感上的无功功率与电阻在谐振点上的平均功率的比值。其定义式如下：

$$Q = \frac{V_C}{V_R} \tag{3-39}$$

利用功率的定义则有

$$Q = \frac{I^2 X|_{\omega_0}}{I^2 R} = \frac{X|_{\omega_0}}{R} \tag{3-40}$$

可见，对于图3-25、图3-27所示的一阶RC滤波电路，在理想状态下（不考虑电容内

阻及实际器件的引脚电感效应），电路中的储能元件只有电容，耗能元件只有电阻，因此，在特征频率下，储能和耗能达到平衡，故品质因数为定值，等于 1。品质因数并不能通过改变电路参数而得到改善，品质因数与电路结构相关，其对的信号衰减能力也是由电路结构决定的，它有效表征了电路对信号频率筛选能力的大小。对于滤波器而言，品质因数显然是一个非常重要的参数。

（4）阻尼系数（damping ratio）。阻尼系数是品质因数的倒数，用 ξ 表示。它反映滤波器对频率为 ω_0 的信号的阻尼，是用于表征滤波器电路能量损耗的一项指标。

（5）传递函数（transfer function）。传递函数是用于衡量一个电路系统输入与输出关系的一种方式。假设有一个双端口网络，输入和输出都是时域上的连续函数，分别为 $V_i(t)$ 和 $V_o(t)$。由电容和电感的伏安关系可知，直接用时域函数分析会涉及很多微积分的计算，十分烦琐，故引入拉普拉斯（Laplace）算子 s。s 是一个复变量，利用它通过拉普拉斯变换可以将电路的输入、输出关系表达成一个函数，如式（3-41）所示。

$$H(s) = \frac{V_o}{V_i}(s) \tag{3-41}$$

式中，$H(s)$ 即传递函数。

在滤波器的分析中，电路响应与频率的关系非常重要，因此，通常将式（3-41）中的拉普拉斯算子用 $j\omega$ 替代，从而得到式（3-42）所示的形式。

$$H(j\omega) = \frac{V_o}{V_i}(j\omega) \tag{3-42}$$

从而可以进一步得到式（3-43）。

$$H(j\omega) = \frac{V_o}{V_i}(j\omega) = |H(j\omega)| \exp[j\phi(j\omega)] \tag{3-43}$$

式中，$|H(j\omega)|$ 为传递函数的幅值，对应电路的幅频特性（图 3-26、图 3-28 等所示曲线即基于此得到），而 $\phi(j\omega)$ 为传递函数的相位，用于表达电路的相频特性。

至此，再次回顾图 3-25 所示 RC 低通滤波电路及图 3-26 所示幅频特性曲线，一阶 RC 低通滤波电路的截止频率和特征频率相当，但是在截止频率后的衰减过于平缓，信号筛选能力不强。为了解决这一问题，可以采用级联方式构成高阶滤波电路，以实现更快的衰减，如图 3-33 所示。

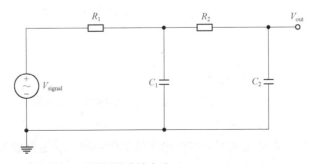

图 3-33　二阶 RC 无源低通滤波电路（$R_1 = R_2 = 1\,\text{k}\Omega$，$C_1 = C_2 = 1\,\mu\text{F}$）

此时，该电路的幅频特性与图 3-25 所示电路的幅频特性的对比如图 3-34 所示。

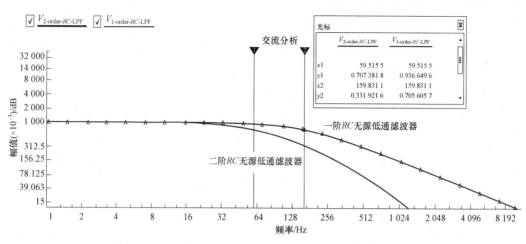

图 3-34　一阶、二阶 RC 无源低通滤波电路幅频特性比较

图 3-34 中，两个光标标记位置分别为两个电路的 -3 dB 截频点。可见，在截频点后，二阶电路的信号衰减速度明显快于一阶电路，但是，在不改变任何电路参数的情况下，直接将一阶电路级联（图 3-33），发现其截止频率会与原截止频率偏离，即在提升衰减速度的同时对原通带信号产生了衰减影响。

产生截频偏移的原因是在图 3-33 所示电路中，直接将两个相同的一阶 RC 低通滤波电路级联，此时，后一个电路成为前一个电路的负载（如图 3-33 中的 R_2，C_2 组成的滤波电路是前级 R_1，C_1 组成的电路的负载）。而对于 R_2 和 C_2 组成的电路的输入阻抗显然为 R_2，其值与前级电路的输出阻抗 X_{C1} 相当，故会改变前级电路的阻抗分配（相当于后级电路与前级 C_1 并联），从而影响电路的截频点。

对此，可以通过 R，C 的取值产生一定的优化效果，但是在电路的功耗、体积和滤波性能上不好权衡。有一种方法是利用运算放大器的高输入阻抗特性，引入无源滤波电路，可以达到很好的实际效果。采用运算放大器这类有源器件实现的滤波器称为有源滤波器。在实际的使用中，此类基于运算放大器的有源滤波器也是生物电信号采集中最常用的滤波器。

二、基于运算放大器的有源滤波器的拓扑结构及逼近函数

有源滤波器是由电阻、电容和一个动态源（通常采用运算放大器）构成的。其相较无源滤波器而言的主要优点如下。

（1）无须使用体积庞大且价格高昂的电感线圈；

（2）可以在滤波的基础上实现通带增益；

（3）在通过级联方式构成高阶滤波器时运算放大器的高输入阻抗和低输出阻抗特性可以为各级电路提供良好的隔离性能。

有源滤波器的主要缺点是需要有电源供电才能工作，同时受运算放大器增益带宽及性能的影响，在高频范围内电路增益会减小，另外电路对元件参数的变化相较无源结构更敏感。

因此，一般在高频领域，在保证性能的基础上电感的尺寸大大减，甚至可以很小，故而多用无源 LC 结构实现滤波。

综上，针对生物电信号的低频及高接触阻抗的特点，在生物电信号的采集中，有源滤波器是最好的选择。

对有源滤波器的结构分析有一套详尽的理论，显然那不是本书的主要内容。为了便于理解，立足于应用，下面继续对图 3-33、图 3-34 进行分析，忽略复杂的理论计算，力图以一种更加直观、易于理解（可能某些分析在理论上不太严谨）的方式讨论有源滤波器的结构。滤波器的响应分析与上述分析方法相同，因此，下文主要以低通滤波结构为基础进行分析，而其他类型的响应电路在最后会列举出来，但不再进行重复分析，只给出相应电路的传递函数和相关参数。有兴趣的读者可以参照低通滤波电路的分析思路和方法对其他类型的滤波电路进行分析。

由上文对图 3-33 所示电路的分析可知，直接的级联 RC 无源滤波电路构成二阶滤波结构时会产生截频点偏移，其是两级电路的阻抗失配导致的。因此，对于后级电路而言，高输入阻抗是必须的。对此，在引入运算放大器后，可以考虑一种直观的解决方法，即在两级电路中直接增加一个电压跟随器来优化输入/输出阻抗对电路的影响，如图 3-35 所示。

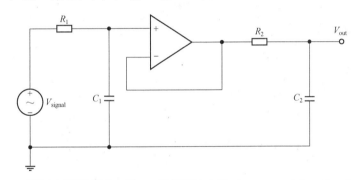

图 3-35 采用电压跟随器的二阶 RC 低通滤波电路（$R_1=R_2=1\ \text{k}\Omega$，$C_1=C_2=1\ \mu\text{F}$）

该电路的幅频特性与一阶 RC 无源低通滤波电路的对比如图 3-36 所示。

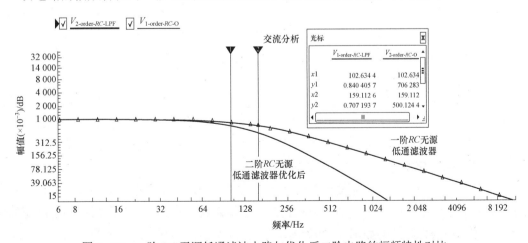

图 3-36 一阶 RC 无源低通滤波电路与优化后二阶电路的幅频特性对比

与图 3-34 比较可见，通过电压跟随器的缓冲，最终电路的截频虽然仍然与设计截频相比产生了偏移，但是对于图 3-33 所示电路而言已有了很大改观（注意对比图 3-34 与图 3-36 的横坐标值）。可见，引入运算放大器对于电路性能的优化起到了积极作用。

由图 3-36 可以更加明显地观察到，二阶电路截频点后的衰减速度明显大于一阶电路。而正是由于衰减快，从图 3-34、图 3-36 中可以看出，两个电路的衰减起点相同，但是由于二阶电路衰减快，在涉及截频点之前的信号就已经相对通带增益衰减到了 -3 dB，鉴于此，需要对在截频点之前衰减的信号进行补偿。对于这一需求，有一个十分直接的思路，即将图 3-35 所示电路中的电压跟随器用一个同相放大器替代，将放大倍数设置为截频点前信号被提前衰减的倍数（显然可知，此倍数即 1.414 倍）。此时可以将通带信号的衰减损失补偿回来（图 3-37）。

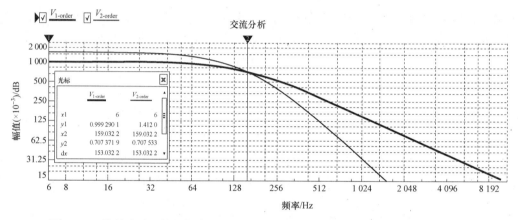

图 3-37 补偿衰减后的幅频特性与原一阶电路的对比（粗线条曲线为一阶电路）

在这一电路的应用中，使用了运算放大器的同相放大组态，由运算放大器同相放大的等效电路可知，此时的运算放大器可以等效为一个压控电压源（VCVS），故称采用运算放大器同相组态的滤波结构为 VCVS 结构。

虽然在上述电路的优化中，对截频点偏移的处理得到了很好的效果，但是滤波的目的是筛选信号，筛选信号的原则是通带内不变，通带外衰减，此为理想滤波特性。显然上述电路与之相比仍然有很大的差距（图 3-38）。

如图 3-38 所示，在截频点之前通带内信号仍有部分被提前衰减（图中阴影部分），虽然不影响截频点，但是在信号筛选上会影响截频点附近信号的增益，对于脑电信号这类多频段的生物信号，会造成信号丢失或最终使信号失真，甚至可能导致病理性信号丢失，使脑电信号的监控失去医疗价值。对此，需要对电路进行进一步优化。

在实际的使用中，为了更加便捷地设计和使用滤波器，并得到合适的滤波性能，最早由 Sallen 和 Key 推出了一个基于 VCVS 结构的滤波器电路拓扑结构，并在之后得到了广泛的使用。该拓扑结构的二阶结构如图 3-39 所示。

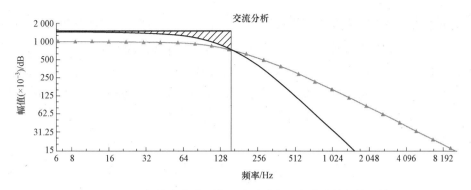

图 3-38 同相放大优化后的二阶滤波与理想滤波特性的比较

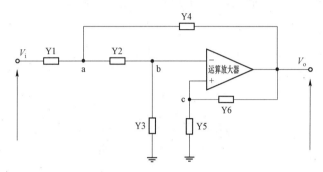

图 3-39 基础的二阶 VCVS 滤波器

图中 Y1~Y6 表示电阻或电容,该拓扑结构可归为 SAB 拓扑,如图 3-40 所示。

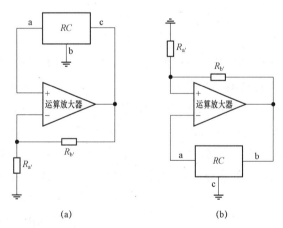

图 3-40 典型的 SAB 滤波器结构
(a) 增强正反馈型 (EPF); (b) 增强负反馈型 (ENF)

图 3-40(a)所示为增强正反馈型 (EPF),图 3-40(b)所示为增强负反馈型 (ENF)。无源 RC 网络是一个复零点环节,其可以是二阶或者三阶的环节。在图 3-40(a)中信号电压源加在节点 b 与地之间,同理,在图 3-40(b)中,信号电压源加在节点 c 与地之间。同时也可以在 RC 网络中让信号以电流源的形式接入。在复零点只有实部的情况下,输入信号可以通过一个电阻连接在 R_a, R_b ($R_{a'}$, $R_{b'}$) 的公共点上。

SAB 拓扑结构在其中的 RC 网络只用到两个电容时，即成为所谓的正准型（canonic）滤波结构，因为两个电容是构成双二次传递函数（biquadratic transfer function）所需要的最少电容数量。当有源 RC 电路传递函数是双二次型时，业内称这类电路为双二次型电路。在双二次型电路中只用了一个运算放大器，即单运放双二次型电路（Single-Amplifier Biquad，SAB）。

何为双二次型传递函数？回顾上述对传递函数的描述，先直接给出二阶滤波器传递函数的一般形式：

$$H(s) = \frac{a_2 s^2 + a_1 s + a_0}{s^2 + \beta s + \gamma} \tag{3-44}$$

为了保证系统的稳定，该传递函数的分母为 0 时应该无解，即

$$\sqrt{\gamma} > 0.5\beta \tag{3-45}$$

将系统零极点对应的无阻尼固有频率及其相应的品质因数带入式（3-44），即可得到双二次型传递函数，见式（3-46）。

$$H(s) = K \frac{s^2 + \dfrac{\omega_{0z}}{Q_z} s + \omega_{0z}^2}{s^2 + \dfrac{\omega_{0p}}{Q_p} s + \omega_{0p}^2} \tag{3-46}$$

通常用 ω_0 代替 ω_{0p}，用 Q 代替 Q_p，则有

$$\omega_0 = \sqrt{\gamma} \tag{3-47}$$

$$Q_p = \frac{\sqrt{\gamma}}{\beta} \tag{3-48}$$

通过控制零点在 s 平面的位置，可以使式（3-44）表现出不同的频率响应特性，即得到低通（lowpass）、高通（highpass）、带通（bandpass）、带阻（陷波 notch）型滤波电路。

考虑到 SAB 结构中 RC 网络有多种不同的组成方式，同时在 SAB 结构的 ENF 拓扑中引入了正反馈，其目的是提高 Q 值，减小元件参数分散度的影响，即使灵敏度降低。但引入正反馈容易让初学者困惑。为了方便读者理解及使用，下面针对读者所熟知的压控电压源型（VCVS，图 3-39）和无限增益多路负反馈型（MFB，图 3-41）对不同频率响应的滤波器电路进行归纳总结，如图 3-42 所示。其中 VCVS 电路可以对照 SAB 结构的 EPF 拓扑，而 MFB 电路可以理解为简化（或未对 Q 值优化）的 ENF 电路。最后给出一个 ENF 带通滤波电路（图 3-43）以便于读者与 MFB 电路比对参考。具体的传递函数推导留给读者自行完成，方法是利用 KCL 建立节点方程组求解，关于零极点、稳定性及灵敏度等特性的分析，有兴趣的读者可以自行阅读 Allan Waters 的《有源滤波

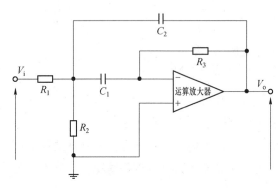

图 3-41 基础的二阶 MFB 滤波器

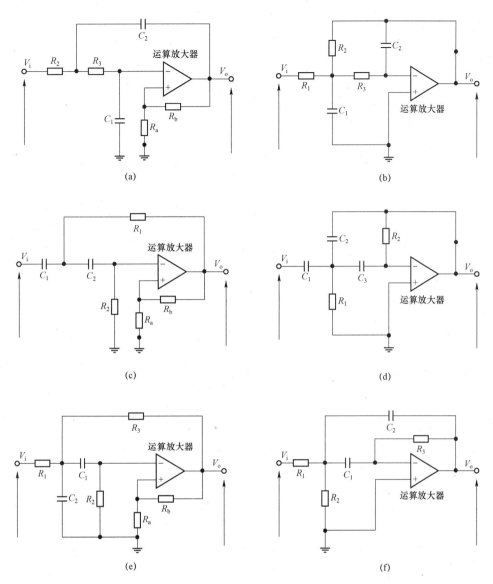

图 3-42 VCVS 与 MFB 不同频率响应的滤波器电路

(a) VCVS 低通滤波器电路；(b) MFB 低通滤波器电路；(c) VCVS 高通滤波器电路；(d) MFB 高通滤波器电路；(e) VCVS 带通滤波器电路；(f) MFB 带通滤波器电路

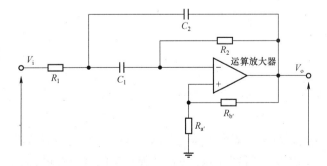

图 3-43 ENF 带通滤波器电路

器设计》和 J. K. Fidler 的《连续时间有源滤波器的设计》两本书。

针对图 3-42，表 3-4 归纳了其中各电路的传递函数。

表 3-4 不同频率响应滤波器的传递函数

序号	电路名称	传递函数	相关参数（可对比响应频率响应的标准传递函数得到）
1	VCVS 低通滤波器	$H(s) = \dfrac{K \dfrac{1}{R_1 R_2 C_1 C_2}}{s^2 + s\left(\dfrac{1}{R_1 C_2} + \dfrac{1}{R_2 C_2} + \dfrac{1-K}{R_2 C_1}\right) + \dfrac{1}{R_1 R_2 C_1 C_2}}$	$K = 1 + \dfrac{R_b}{R_a}$ $\omega_0^2 = \dfrac{1}{R_1 R_2 C_1 C_2}$
2	VCVS 高通滤波器	$H(s) = \dfrac{K s^2}{s^2 + \left(\dfrac{1}{R_2 C_2} + \dfrac{1}{R_2 C_1} + \dfrac{1-K}{R_1 C_1}\right) s + \dfrac{1}{R_1 R_2 C_1 C_2}}$	$K = 1 + \dfrac{R_b}{R_a}$ $\omega_0^2 = \dfrac{1}{R_1 R_2 C_1 C_2}$
3	VCVS 带通滤波器	$H(s) = \dfrac{\dfrac{K}{R_1 C_2} s}{s^2 + \dfrac{1}{C_2}\left[\dfrac{1}{R_1} + \dfrac{1}{R_2} + \dfrac{1}{R_3}(1-K) + \dfrac{C_2}{C_1 R_2}\right] s + \dfrac{(R_1+R_3)}{R_1 R_2 R_3 C_1 C_2}}$	$K = 1 + \dfrac{R_b}{R_a}$, $\omega_0^2 = \dfrac{(R_1+R_3)}{R_1 R_2 R_3 C_1 C_2}$ $\dfrac{\omega_0}{Q} = \dfrac{1}{C_2}\left[\dfrac{1}{R_1} + \dfrac{1}{R_2} + \dfrac{1}{R_3}(1-K) + \dfrac{C_2}{C_1 R_2}\right]$ $\dfrac{G\omega_0}{Q} = \dfrac{K}{R_1 C_2}$, $\Delta f = f_0 / Q$ 其中，G 为中频增益，f_0 为中心频率
4	MFB 低通滤波器	$H(s) = \dfrac{\dfrac{1}{R_1 R_3 C_1 C_2}}{s^2 + \dfrac{1}{C_1}\left(\dfrac{1}{R_1} + \dfrac{1}{R_2} + \dfrac{1}{R_3}\right) s + \dfrac{1}{R_2 R_3 C_1 C_2}}$	DC-Gain: $K = -R_2 / R_1$ $\omega_0^2 = \dfrac{1}{R_2 R_3 C_1 C_2}$
5	MFB 高通滤波器	$H(s) = \dfrac{K s^2}{s^2 + \dfrac{(C_1+C_2+C_3)}{C_2 C_3 R_2} s + \dfrac{1}{R_1 R_2 C_2 C_3}}$	$K = -C_1 / C_2$ $\omega_0^2 = \dfrac{1}{R_1 R_2 C_2 C_3}$
6	MFB 带通滤波器	$H(s) = \dfrac{-\dfrac{1}{R_1 C_1} s}{s^2 + \dfrac{(C_1+C_2)}{C_1 C_2 R_3} s + \dfrac{(R_1+R_2)}{R_1 R_2 R_3 C_1 C_2}}$	$\omega_0^2 = \dfrac{(R_1+R_2)}{R_1 R_2 R_3 C_1 C_2}$, $Q = \dfrac{R_3 C_2}{1 + C_2}$ $\dfrac{1}{R_1} + \dfrac{1}{R_2} = C_2 R_3 = Q(1 + C_2)$ $\dfrac{1}{R_1} = \dfrac{G}{Q}$, $C_2 \geq \dfrac{G}{Q^2} - 1$ 其中，G 为中频增益

回顾前述知识及表 3-4 可知，传递函数是在频域内对滤波电路的一种描述方式，它也是应用最为广泛的滤波器设计方法。截至目前，本书已介绍了常用的滤波器结构，这些结构使输入信号与输出信号的关系满足某种频率响应的形式，从传递函数可以看出，在形式上已经实现了滤波的功能。从表 3-4 及图 3-42 可以选择相应的结构并根据其对应的参数计算方法得到需要的电路元器件参数值。

但是，回顾图 3-38，设计滤波器的初衷是选择信号，因此，理想滤波器特性是人们梦寐以求的，但是在现实中却无法实现。实际能得到的最好结果就是让滤波器的频率特性逼近理想滤波器特性。通过对传递函数的分析，可知传递函数有效地反映了滤波电路的零极点在 s 平面上的分布，而零极点对于滤波特性向理想特性逼近起到了至关重要的作用。

$$H(s) = \frac{G[s^m + a_{m-1}s^{m-1} + \cdots + a_1 s + a_0]}{[s^n + b_{n-1}s^{n-1} + \cdots + b_1 s + b_0]}$$
$$= \frac{G[(s+z_0) \cdot (s+z_1) \cdots (s+z_{m-2}) \cdot (s+z_{m-1})]}{[(s+p_0) \cdot (s+p_1) \cdots (s+p_{n-2}) \cdot (s+p_{n-1})]} \quad (3-49)$$

回顾式（3-44）所示的标准二阶滤波器传递函数，可以将它看作两个多项式的比值，以此为基础推广到 N 阶滤波器的传递函数，同时基于数学理论分析可知，N 阶滤波器的两个多项式可以分解为多个一次式的乘积。

分子的根即系统零点，同理，分母的根为系统极点。在滤波器设计中，大多数零极点都是复数，并且多为共轭复数对，因此，为了更好地看清共轭对的情况，常将式（3-49）中的分子分母多项式写成一次式和多个二次式的乘积形式，见式（3-50）

$$H(s) = \frac{G[(s+z_0) \cdot (s^2 + a_{01}s + a_{02}) \cdots (s^2 + a_{g1}s + a_{g2})]}{[(s+p_0) \cdot (s^2 + b_{01}s + b_{02}) \cdots (s^2 + b_{h1}s + b_{h2})]} \quad (3-50)$$

零点和极点的形式可以决定最终滤波器通带内的平滑程度（即纹波的大小）、滚降速率等。可见，分解为不同的一次式和二次式，其零点和极点不同，显然最终逼近理想滤波特性的程度也不同。同时，不同的分解情况对应不同的传递函数（各因式的系数不同）即得到不同的逼近函数。

综上，所谓的滤波器逼近函数，其本质是滤波器传递函数的不同实现形式，其对应的是滤波器电路中的元件参数，与拓扑结构不矛盾，而是相辅相成。应用最广泛的滤波器逼近函数有巴特沃斯（Butterworth）函数和切比雪夫（Chebyshev）函数，分别归纳于表 3-5。至于如何应用它们，将在下一节"有源滤波器的设计方法"中进行介绍。

表 3-5 常用的滤波器逼近函数

滤波器逼近函数名称	函数表达式	相关参数
巴特沃斯	$H_{B,n}(s) = \dfrac{\prod_m (B_{2m})}{\prod_m (S^2 + B_{1m} \cdot S + B_{2m})}$ $m = 0,1,\cdots, n/2 - 1 (n\text{为偶数})$ $H_{B,n}(s) = \dfrac{R \cdot \prod_m (B_{2m})}{(s+R) \cdot \prod_m (s^2 + B_{1m} \cdot s + B_{2m})}$ $m = 0,1,\cdots, [(n-1)/2] - 1 (n\text{为奇数})$	$B_{1m} = -2\sqrt{10^{-0.1 \cdot a_{pass}} - 1}^{-1/n} \cdot \cos\left(\dfrac{\pi \cdot (2m+n+1)}{2n}\right)$ $m = 0,1,\cdots, n/2 - 1 (n\text{为偶数})$ $B_{1m} = -2\sqrt{10^{-0.1 \cdot a_{pass}} - 1}^{-1/n} \cdot \cos\left(\dfrac{\pi \cdot (2m+n+1)}{2n}\right)$ $m = 0,1,\cdots, [(n-1)/2] - 1 (n\text{为奇数})$ $B_{2m} = (10^{-0.1 \cdot a_{pass}} - 1)^{-1/n}$ a_{pass} 为通带增益，n 为滤波器的阶数

续表

滤波器逼近函数名称	函数表达式	相关参数
切比雪夫	$H_{C,n}(s) = \dfrac{(10^{0.05 \cdot a_{pass}}) \cdot \prod\limits_{m}(B_{2m})}{\prod\limits_{m}(S^2 + B_{1m} \cdot S + B_{2m})}$ $m = 0,1,\cdots,n/2-1$(n为偶数) $H_{C,n}(s) = \dfrac{\sinh(D) \cdot \prod\limits_{m}(B_{2m})}{(S+\sinh(D))\prod\limits_{m}(s^2 + B_{1m} \cdot s + B_{2m})}$ $m = 0,1,\cdots,[(n-1)/2]-1$($n$为奇数)	$B_{1m} = -2\sinh\left(\dfrac{\sinh^{-1}\left(\dfrac{1}{\sqrt{10^{-0.1 \cdot a_{pass}}-1}}\right)}{n}\right) \cdot \sin\left(\dfrac{\pi \cdot (2m+1)}{2n}\right)$ $B_{2m} = \sinh\left(\dfrac{\sinh^{-1}\left(\dfrac{1}{\sqrt{10^{-0.1 \cdot a_{pass}}-1}}\right)}{n}\right)^2 \cdot \sin\left(\dfrac{\pi \cdot (2m+1)}{2n}\right)^2$ $+\cosh\left(\dfrac{\sinh^{-1}\left(\dfrac{1}{\sqrt{10^{-0.1 \cdot a_{pass}}-1}}\right)}{n}\right)^2 \cdot \cos\left(\dfrac{\pi \cdot (2m+1)}{2n}\right)^2$ $m = 0,1,\cdots,n/2-1$(n为偶数) $m = 0,1,\cdots,[(n-1)/2]-1$($n$为奇数)

表 3-5 中为巴特沃斯和切比雪夫的完整逼近函数表达式，其参数计算比较复杂，幸而在实际使用中可以直接查表得到相应的函数参数。表 3-6、表 3-7 所示为部分巴特沃斯低通滤波器系数。

表 3-6 低通巴特沃斯滤波器系数

N（阶数）	$B1$	$B2$	$B3$	$B4$	$B5$
2	1.414 2	—	—	—	—
3	2.000 0	2.000 0	—	—	—
4	2.613 1	3.414 2	2.613 1	—	—
5	3.236 1	5.236 1	5.236 1	3.236 1	—
6	3.863 7	7.464 1	9.141 6	7.464 1	3.863 7

表 3-7 低通巴特沃斯滤波器多项式

N（阶数）	巴特沃斯多项式
1	$s+1$
2	$s^2 + 1.414\,2s + 1$
3	$(s+1)(s^2 + s + 1)$
4	$(s^2 + 0.765\,4s + 1)(s^2 + 1.847\,8s + 1)$
5	$(s+1)(s^2 + 0.618\,0s + 1)(s^2 + 1.618\,0s + 1)$

三、有源滤波器的设计方法

由上文的讨论可知，实际滤波器在逼近理想滤波器的过程中，阶数越高，逼近度越高，同时电路的复杂度、元器件数量、成本等也会随之上升，但高阶的滤波器可以分解为一阶与二阶系统的级联，故设计方法相同。下面以二阶低通巴特沃斯滤波器为例，介绍有源滤波器的设计方法。

总体上，滤波器的设计可以分为以下几步。

（1）确定电路拓扑结构及阶数（对于数字滤波器或 $N>4$ 的高阶滤波器需要计算确定）；

（2）查找逼近函数系数（如采用巴特沃斯函数则查找巴特沃斯函数系数）；

（3）根据截止频率选择第一级电容值（需要估算电阻范围）；

（4）计算电容比例参数 k，以选择后级电容；

（5）根据增益选择通带增益电阻值；

（6）计算选择电阻值或者查表得到电阻值。

当然，在对滤波器频率响应特性要求不高的情况下，若只关心 Q 值和截止频率，则上述设计步骤可以大大简化。以二阶 VCVS 低通滤波器为例（回顾图 3-42（a）及表 3-4），将电路的 RC 网络中的电阻、电容全选择相等，此时 $\omega_0=1/RC$，可以直接计算得出相应的元件参数值。而对于需要用到逼近函数的情况，则需要按照上述步骤进行，分别计算或查表得出元件值。

回顾表 3-4 中的 VCVS 滤波器传递函数，将其与标准二阶低通滤波器传递函数［式（3-51）］比对，可以得到一组等量关系，见式（3-52）。

$$H(s) = \frac{H_0\omega_0^2}{s^2 + \alpha\omega_0 s + \beta\omega_0^2} \tag{3-51}$$

$$\begin{aligned}\beta\omega_0^2 &= \frac{1}{R_1R_2C_1C_2} \\ H_0\omega_0^2 &= K\frac{1}{R_1R_2C_1C_2} \\ \alpha\omega_0 &= \frac{1}{R_1C_2} + \frac{1}{R_2C_2} + \frac{1-K}{R_2C_1}\end{aligned} \tag{3-52}$$

此时，引入 k 作为电容元件的比例参数，使 $C_2=kC_1$，代入式（3-52）可得

$$\beta k^2\omega_0^2 C_1^2 R_2^2 - \alpha k\omega_0^2 C_1 R_2 + (1+k-K) = 0 \tag{3-53}$$

将式（3-53）看作关于 R_2 的方程，R_2 存在，即式（3-53）有解，则

$$\Delta \geqslant 0 \quad \Rightarrow \quad k \leqslant \frac{\alpha}{4\beta} + K - 1 \tag{3-54}$$

进一步可求得 R_1，R_2，见式（3-55）。

$$\begin{aligned}R_2 &= \frac{\alpha \pm \sqrt{\alpha^2 - 4\beta(1+k-K)}}{2\beta(1+k-K)\omega_0 C_1} \\ R_1 &= \frac{\alpha \mp \sqrt{\alpha^2 - 4\beta(1+k-K)}}{2\beta(1+k-K)\omega_0 C_1}\end{aligned} \tag{3-55}$$

通过逼近函数系数和特征频率对电容进行估计，电容量级一般选择 nF 量级。同时可以根据通带增益由式（3-54）得到电容比例参数 k。

如要求设计一个二阶 VCVS 低通巴特沃斯滤波器，截止频率为 100 kHz，增益为 1。

通过比对巴特沃斯多项式系数可得

$$\alpha = \sqrt{2}$$
$$\beta = 1 \qquad\qquad (3-56)$$
$$\omega_0 = 2\pi f_0 = 6.283\,2 \times 10^5 \text{ rad/s}$$

则

$$k \leqslant \frac{\alpha}{4\beta} + K - 1 = \frac{1}{2} \qquad (3-57)$$

估算 C_1 取 2.2 nF。

由 VCVS 低通拓扑关系及式（3-55）可得

$$R_a = \frac{K}{K-1}(R_1 + R_2)$$
$$R_b = K(R_1 + R_2) \qquad\qquad (3-58)$$
$$R_{1,2} = \frac{1 \pm \sqrt{1-2k}}{\sqrt{2k}\omega_0 C_1}$$

根据计算得到的数值构建电路，可得到最终的设计目标。通过 Multisim 仿真（取实际运算放大器 op2177 的 spice 模型）得到频率特性（图 3-44）。电容比例系数 k 对滤波特性的影响见表 3-8 [表中，THD（Total Harmonic Distortion）表示总谐波失真度]。

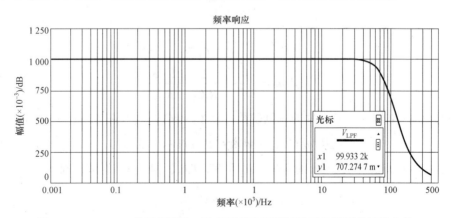

图 3-44　Multisim 仿真得到的二阶低通巴特沃斯滤波器的幅频率特性曲线

表 3-8　电容比例系数 k 对滤波特性的影响

k	C_2/pF	R_1/Ω	R_2/Ω	R_b/Ω	THD/%	-3 dB 截频/kHz
0.5	1 100	1 023	1 023	2 046	0.052	100.00
0.45	990	777	1 496	2 273	0.049	100.00

续表

k	C_2/pF	R_1/Ω	R_2/Ω	R_b/Ω	THD/%	−3 dB 截频/kHz
0.3	660	627	2 784	3 411	0.047	100.00
0.1	220	540	9 692	10 232	0.046	100.00
0.01	22	514	101 810	102 324	1.058	100.83

第四节 模数转换介绍

前文已经对脑电信号的放大、滤波提取的方法进行了较为详尽的分析。至此，可以顺利地将脑电信号通过人体头皮电极采集出来。而作为便携式脑电检测系统，光采集出脑电信号还不够，还需要实时地对脑电信号进行分析处理并对处理结果进行保存，还要满足一定的交互式需求。模拟信号的处理能力不能满足要求，而数字信号处理的方法却能充分满足上述要求。因此，需要将采集到的模拟信号转换成数字信号以进行下一步处理，在此需要进行模数转换，需要用到模数转换器（Analog to Digital Converter，ADC）。本节对模数转换的原理进行介绍，但不进行详细讨论分析，相关的技术知识点，感兴趣的读者可以参阅 Marcel Pelgrom 的《模拟数字转换器》一书。

数字信号处理相较模拟信号处理最大的优势就是其优异的存储能力、无限的信噪比、复杂运算的能力及根据不同使用情况采用不同算法的能力。若系统要获得这些优势，则必须在信号处理流程的早期将模拟信号高质量地转换为数字格式，而在数字信号处理结束后，仍然需要将数字信号转换成模拟信号以适应只接受模拟量的自然界，此时需要进行数模转换，需要用到数模转换器（Digital to Analog Converter，DAC）。可见，ADC 和 DAC 就如同两座桥梁，将自然物理量的世界和数字世界联系起来，而它们相对于数字系统也正如眼睛和耳朵一般，是数字系统与外界沟通的媒介，起到至关重要的作用（图3-45）。

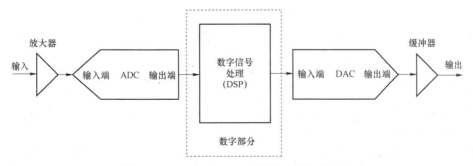

图 3-45 ADC 与 DAC 在数字系统中的地位

模拟信号和数字信号的最大区别在于：在模拟域（或者自然界），存在的信号在每一个时刻幅值都是连续的，即在时间和幅值上都是连续的，而数字域中的信号由于被抽样和量化，只保留了抽样点处的信号，而抽样点由抽样信号的频率 f_s 决定。这一关系即 ADC 的最基本功能（图3-46）。

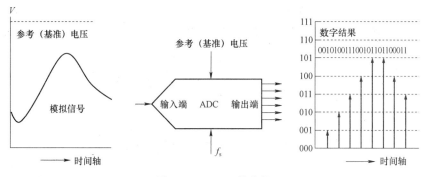

图3-46 ADC的功能

可见，ADC需要经过3个步骤才能完成模拟信号到数字信号的转换。这3个步骤分别是：抽样、保持和量化。

抽样，即用脉冲信号与模拟信号相乘，在电路中用脉冲信号控制模拟开关（如三极管、MOS管等器件）的方式实现，将模拟信号在时间上先进行离散，变为一些孤立的点，抽样点的频率为抽样脉冲频率。这一操作在频域中看，相当于对原信号进行频谱的搬移，此时，若不对抽样信号频率进行约束，会产生信号频谱的混叠（aliasing），从而造成最终转换数据的误差（图3-47）。

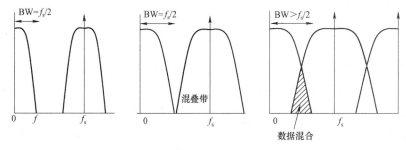

图3-47 抽样导致的频谱混叠

为此，奈奎斯特提出了放置混叠发生的奈奎斯特准则，即抽样频率必须大于等于信号频率，这是保证信号能够正常还原的充要条件。

为了使抽样后的信号便于后续电路量化，需要对信号进行保持操作，以保证后续量化的是稳定的抽样点信号。此时需要用到保持电路，即将电信号稳定一段时间。这一功能可以利用电容的储能特性加以实现（图3-48）。

最后一步需要对抽样和保持后的信号进行量化，以最终将模拟信号转化成数字编码。这一步需要对参考基准电压信号进行等分后，通过比较器将抽样和保持后的信号与相应基准信号的等分值进行比较，从而将相应的抽样点归在对应的等分区间，而等分区间的编码值即对应该抽样点的数字信号。为了便于读者理解，这里不对量化的细节进行严格的数学讨论，只以定性的方式进行介绍。

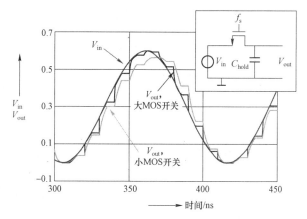

图 3-48 保持电路的结构及其效果示意

如图 3-49 所示,纵坐标表示被等分的参考基准信号,每一个分段由一个二进制代码表示,显然,二进制代码的位数越多,等分区间越小,量化精度越高。将代码最高位的值和最低位的值分别称为 MSB(Most Significant Bit,最高有效位)和 LSB(Least Significant Bit,最低有效位)。显然,LSB 对应单位等分大小,可以用 A_{LSB} 表示[见式(3-59)]。图 3-50 所示为不同 LSB 对量化精度的影响。

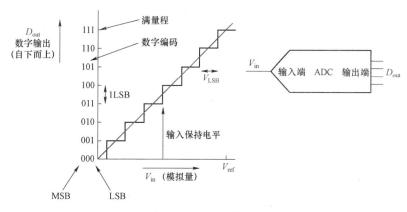

图 3-49 量化原理

$$A_{LSB} = \frac{模拟基准的大小}{2^N} = \frac{满数字量程}{2^N} \qquad (3-59)$$

在量化比较的过程中,若抽样点介于两个等分点之间,最终数字值按哪一个等分点的代码计算,在不同的 ADC 中定义不同,这里会引入误差,称为量化误差。

量化的结果按顺序从最初始开始量化的抽样点串行输出,即可得到相应信号的数字编码(图 3-49)。

最后,需要特别指出的是,在整个模数转换过程中,抽样脉冲的精度和参考基准的稳定度对最终的转换结果起到十分重要的作用,为此,ADC 芯片制造厂商对抽样信号和参考基准的产生电路有一系列技术要求和解决方案,同时也有一系列理论分析作为支撑。模数转换是现在几乎所有控制系统的一个关键模块,在最终信号处理及系统功能实现上起到至关重要

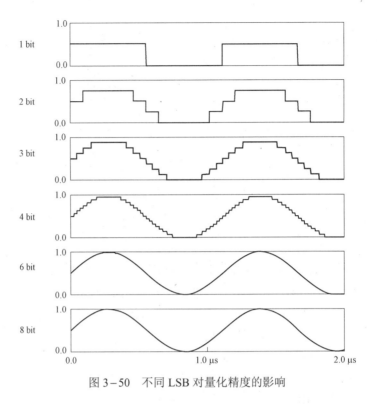

图 3-50　不同 LSB 对量化精度的影响

的作用。幸而目前的 ADC 芯片有十分成熟的解决方案，可以直接挑选使用，故在此不再对其进行详细的讨论。

第五节　软件检测方法

通过上几节的分析，已经能够顺利地将脑电信号采集出来，并通过 ADC 转化为数字信号。接下来需要对数字信号进行处理，以实现整个系统的功能。处理数字信号的部分一般通过单片机、嵌入式系统和 FPGA 等实现。对于便携式系统，多采用单片机或嵌入式系统。不论采用哪一种方式，对数字信号的处理在这一环节最终归结为软件处理。同时因为数字信号处理的最终目的是获取信息，而为了获取信息一方面需要排除干扰，另一方面需要找到信息的特点，显然数字滤波和特征提取是数字信号处理的两个核心内容。本节基于 C++ 语言从数字滤波和特征提取两方面讨论数字信号的处理方法。

一、数字滤波

由于脑电信号十分微弱，虽然经过了模拟部分的放大和滤波，但是在进入 ADC 时，仍然有部分噪声信号混在脑电信号中，因此，在后期对数字信号进行处理之前，需要再次进行滤波，以继续提高脑电信号的信噪比（噪声是无法完全消除的），以最大限度地获取有效信号。一般采用数字低通滤波的方法可以实现上述目的。

模拟低通滤波器可以在 ADC 转换之前消除信号路径中的高频噪声和干扰，帮助避免混叠噪声污染信号。它还能消除滤波器带宽之外的过驱信号的影响，避免调制器饱和。发生输入过压时，模拟滤波器还能限制输入电流，衰减输入电压。因此，它能保护 ADC 输入电路。叠加于接近满量程信号上的噪声尖峰可能让 ADC 的模拟调制器饱和，必须利用模拟滤波器将其衰减。

由于数字滤波发生在模数转换之后，因此可以移除转换过程中注入的噪声。在实际应用中，采样速率远高于奈奎斯特理论指出的两倍基频信号频率。因此，后置数字滤波器可以利用针对更高信噪比和更高分辨率的滤波技术来降低转换过程中注入的噪声，如信号带宽之外的输入噪声、电源噪声、基准源噪声、数字接口馈通噪声、ADC 芯片热噪声或量化噪声。

还需要注意的是，同是滤波，模拟滤波电路针对的是一个连续信号 $x(t)$，而数字滤波针对的是 ADC 的输出，是一个在时间和幅值上都离散的信号 $x(n)$，此处的 n 表示抽样点序号，$x(n)$ 表示在第 n 个抽样点的信号幅值对应的数字编码，显然 $x(n)$ 是一个数值序列。接下来就如何对一个离散的数值序列进行滤波，且以程序的形式描述这一过程进行介绍。在此对诸如线性时不变（LTI）因果系统、z 变换、线性差分方程等前序知识不做详细的理论推导和分析，而是直接应用其结果，感兴趣的读者可以参阅数字信号处理方面的相关书籍。

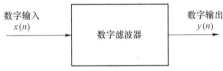

图 3-51 数字滤波器 DSP 系统

图 3-51 所示的 DSP 系统，其本质是一个数字滤波器，用 $x(n)$，$y(n)$ 分别表示该系统的输入与输出，由 LTI 因果系统的特点可知，可以用一个差分方程描述该系统的输入与输出之间的关系，见式（3-60）。

$$y(n) = [b_0 x(n) + b_1 x(n-1) + \cdots + b_M x(n-M)] - [a_1 y(n-1) + \cdots + a_N y(n-N)]$$
$$= \sum_{i=0}^{M} b_i x(n-i) - \sum_{j=1}^{N} a_j y(n-j)$$

（3-60）

式中，b_i，a_j 为系统滤波系数，n 为抽样点序数。

注意式中 i，j 的起点不同。可见，该系统当前的输出由当前的输入 $x(n)$ 与之前的输入 $x(n-1)$，…，$x(n-M)$ 的和跟之前的输出 $y(n-1)$，…，$y(n-N)$ 的和共同决定，所以当初始条件确定时，通过式（3-60）可以以递归迭代的方式计算出系统的每一个输出，即对应每一个离散抽样点经过系统以后的输出 $y(n)$。由于具有这一特性，只要选择合适的系数 b_i，a_j，就可以对单个的抽样点的输出进行控制，从而实现滤波的效果。在模拟滤波器的讨论中所介绍的逼近函数，很好地提供了可选择的系数，只需要将模拟滤波系数经过一系列数学变换转化成离散数字域内对应的传递函数值即可。为此，将处理步骤总结如下。

（1）根据选择的滤波拓扑建立滤波器系统的时域微分方程，即滤波器的时域模型；

（2）通过拉普拉斯变换得到系统 s 域的模型；

（3）对时域系统进行离散化，即对 s 模型进行 z 变换以得到 z 域模型（常用的方法有双线性变换等）；

（4）将 z 域模型转换成差分方程即可通过计算实现数字滤波。

至此，回顾式（3-60）的条件，该差分方程是对 LTI 因果系统的描述。

对于线性系统，只存在倍乘和加法两种关系，再考虑时不变特性，可知数字滤波器的本质递归迭代操作只需要加法、倍乘和延时 3 种运算，显然，这是单片机、嵌入式系统、FPGA 等 DSP 系统最为擅长的，故在最终得到差分方程后，可以以程序的方式设计实现数字滤波。下面分别以一阶低通 RC 环节和低通巴特沃斯滤波器为例介绍具体的实现步骤与方法。

回顾式（3-33），其对应的 s 域传递函数为

$$H(s) = \frac{1}{\frac{1}{\omega_0}s + 1} \qquad (3-61)$$

若取 $f_0 = 10$ Hz，则 $\omega_0 = 62.8$，式（3-61）可写成

$$H(s) = \frac{62.8}{s + 62.8} \qquad (3-62)$$

对此做 z 变换可以得到

$$H(z) = \frac{Y(z)}{X(z)} = \frac{0.030\,46z + 0.030\,46}{z - 0.939\,1} \qquad (3-63)$$

进而可整理得到差分方程为

$$y(n) = 0.034\,6x(n) + 0.034\,6x(n-1) - (-0.939\,1)y(n-1) \qquad (3-64)$$

至此，可按此方程编写程序以实现单片机等的数字滤波器。设计流程如图 3-52 所示。

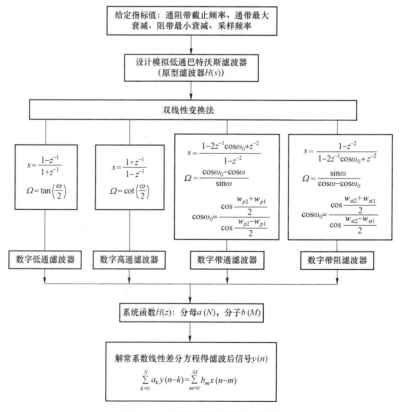

图 3-52　数字滤波器设计流程

下面以 IIR 低通巴特沃斯滤波器为例介绍如何用程序实现上述步骤。若将上述步骤全部程序化，则可分为 3 个模块，分别是：

（1）计算原型滤波器的参数（阶数和 3 dB 频率）；
（2）计算数字滤波器系统传递函数 $H(z)$；
（3）递归迭代滤波。

下面分别给出各模块程序流程及部分程序。

（1）计算原型滤波器的参数。该部分用于获取程序参数。需要输入的参数为通带截止频率、阻带截止频率、通带最大衰减、阻带最小衰减、抽样频率和滤波器的类型。输入的频率为模拟频率，单位为 Hz。模拟频率、模拟角频率、数字频率分别用 f、Ω、ω 表示。

为了便于参数传递，可定义一个参数结构体用于存放相关参数，方法如下：

```
typedef struct
{
int N;        //阶数
int length；//系统函数系数数组的长度
float fc；   //截止频率
float midF0；//中心频率
float fs；   //抽样频率
int filterType；//数字滤波器类型
Boolean beFine；
}filterParaStruct；
```

程序流程如图 3-53、图 3-54 所示。

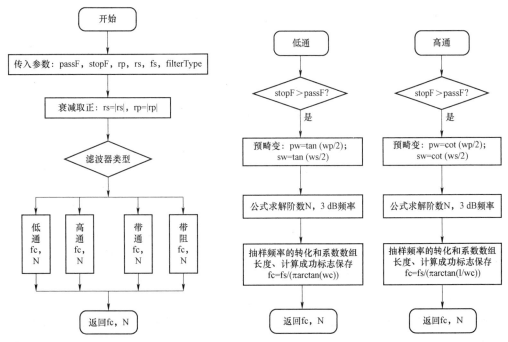

图 3-53　原型滤波器参数获取流程　　图 3-54　低通滤波器参数具体获取方法

（2）计算滤波器系统传递函数，如图 3-55、图 3-56 所示。

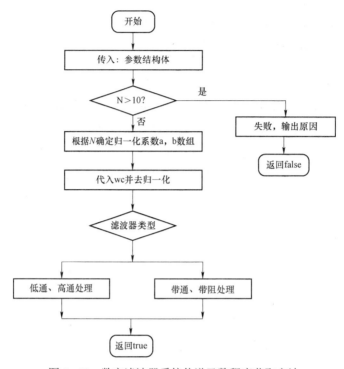

图 3-55　数字滤波器系统传递函数程序获取方法

（3）递归迭代滤波，如图 3-57 所示。

二、特征提取

脑电信号是最复杂的生物信号之一，它反映了脑皮质层对感知、感觉刺激信息的处理变化。从神经精神病学家 Hans Berger 首次报告成功获取人类脑电信号以来，对脑电信号的分析就一直是人类认识大脑功能的一个有效手段。通过广泛的神经科学研究，人们已经知道大脑在一些特定的情况下的工作特征。换言之，如果能够识别相应的大脑活动特征，就能知道当时大脑的活动情况甚至活动目的，比如控制肢体的动作甚至意图等。因此，对脑电信号进行特征提取是脑电信号分析处理的一个主要方向。对于便携式可穿戴 EEG 系统而言，实现脑电特征提取分析可以极大地拓宽相关产品的应用范围，提高市场需求度。

特征识别源自对脑电信号的量化分析，即使用数学和统计方法找到明显的特征来表征给定的脑电信号，通常需要根据频率（周期）、振幅、相位关系和形态（波形、拓扑、丰度、反应性及这些参数的变化）对脑电信号进行分类识别处理。由于脑电信号包含多种谐波成分，因此，对脑电信号频率的处理是脑电信号特征提取分析的一个重要环节。本小节对脑电信号频率分析中用到的 FFT 方法及常见的脑电特征提取方法进行介绍。

在脑电信号的频域分析中，人们感兴趣的通常是给定信号的功率谱，因为它包含了给定脑电信号中各个频率分量的信息。为了获取这一功率谱，需要使用傅里叶变换。对于连续的

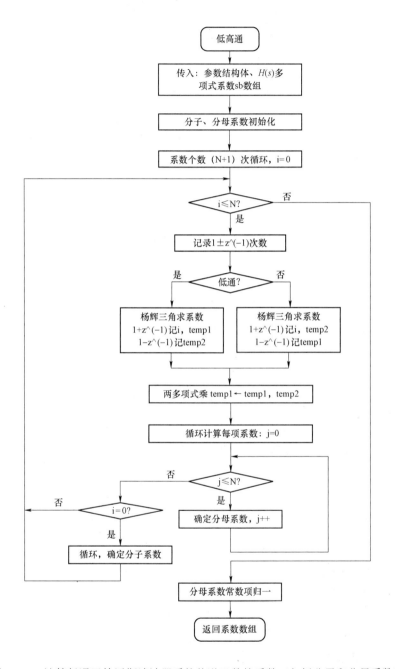

图 3-56 计算低通巴特沃斯滤波器系统传递函数的系数（包括分子和分母系数）

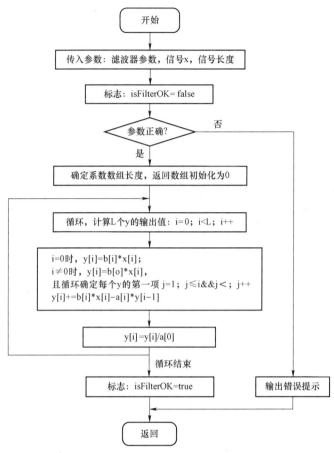

图 3-57 根据数字滤波器系统传递函数(系数)对原始信号进行滤波程序流程

无限长模拟信号 $x(t)$，可以通过傅里叶变换式(3-65)得到它的频率构成情况。

$$X(\omega) = \int_{-\infty}^{+\infty} x(t) e^{-j\omega t} dt \qquad (3-65)$$

傅里叶变换可以直观地理解为给定信号与给定频率的复指数的相识度。与频率 ω 的正弦相关性越高，原信号 $x(t)$ 中的频率分量 ω 的影响就越大。式(3-65)称为连续傅里叶变换，它针对的是连续时间信号并且信号无限长。但是，在现在的 EEG 系统中，信号都是有一定时间间隔限制的，同时都是数字存储的，即记录下来给予人们分析的脑电信号既在时间上不连续，同时也不是无限长的信号。对此，连续傅里叶变换就不适用，需要采用离散傅里叶变换(Discrete Fourier Transform, DFT)。DFT 输出周期信号的离散频率谱。

考虑一个离散的信号序列 $x[n]$，它的长度是有限的，即 $n=1,2,\cdots,N$。假设它是对某个连续信号 $x(t)$ 进行抽样得到的，抽样频率 $f_s = 1/\Delta t$，则该序列的总时长为 $T = N\Delta t$，则 $x[n]$ 的离散傅里叶变换见式(3-66)。

$$X[k] = \sum_{n=0}^{N-1} x(n) e^{-j2\pi kn/N} \ (k=0,\cdots,N-1) \qquad (3-66)$$

通过 DFT，可以得到每个离散频率点 f_k 的频谱。

$$f_k = \frac{k}{N\Delta t} \tag{3-67}$$

频谱密度的频率分辨率为

$$\Delta f = \frac{1}{T} = \frac{1}{N\Delta t} \tag{3-68}$$

显然，频率分辨率仅由信号序列的长度（即抽样数）决定。

为了得到每个离散频率点，DFT 需要进行 N^2 次复数乘法运算，因为对于 N 个频率点钟的每一个点都必须计算复指数 N 次乘法的和。此时，注意到当 N 是 2 的幂（如 64，128，512，1 024…）时，以上乘法产生的值中有许多是相等的，并且许多复指数为 0 或 1。以此为切入点，若删除这些冗余计算，以上的乘法数量将减少到 $N\log_2(N)$，而不再是 N^2，这样可以极大地减少计算量，提升计算速度，尤其是当 N 很大的时候。当抽样数 N 不是 2 的幂的时候，可以用 0 补充，使补充后的抽样数为 2 的幂，以使用上述改进算法。这一改进称为快速傅里叶变换（Fast Fourier Transform，FFT）。

可见，FFT 本质上是 DFT 的一种算法，它能有效减少 DFT 的运算量，提高运算速度，同时还能保证结果与 DFT 一致。同时 FFT 还易于用软件实现。下面对此进行分析并给出一个示例程序。

回顾式（3-66），引入 W_N，将其改写成式（3-69）。

$$\begin{aligned} X[k] &= \sum_{n=0}^{N-1} x(n) W_N^{kn} \ (k=0,\cdots,N-1) \\ W_N &= e^{-j\frac{2\pi}{N}} \end{aligned} \tag{3-69}$$

其中 W_N 称为旋转因子（Twiddle Factor），并且让 N 为 2 的幂。此时由于 N 是 2 的幂，则将式（3-69）展开后可以将其按照 n 的奇偶性划分为两个部分，见式（3-70）。

$$\begin{aligned} X[k] &= x(0) + x(1)W_N^k + \cdots + x\left(\frac{N}{2}-1\right)W_N^{k[(N/2)-1]} + \\ &\quad x\left(\frac{N}{2}\right)W_N^{kN/2} + \cdots + X(N-1)W_N^{k(N-1)} \end{aligned} \tag{3-70}$$

$$= \sum_{n=0}^{[(N/2)-1]} x(n)W_N^{kn} + \sum_{n=N/2}^{N-1} x(n)W_N^{kn} = \sum_{n=0}^{[(N/2)-1]} x(n)W_N^{kn} + W_N^{k\left(\frac{N}{2}\right)} \sum_{n=N/2}^{(N/2)-1} x\left(n+\frac{N}{2}\right)W_N^{kn}$$

由式（3-69）可知

$$W_N^{N/2} = e^{-\frac{j2\pi(N/2)}{N}} = e^{-j\pi} = -1 \tag{3-71}$$

故式（3-70）可改写为

$$X[k] = \sum_{n=0}^{(N/2)-1} \left(x(n) + (-1)^k x\left(n+\frac{N}{2}\right)\right) W_N^{kn} \tag{3-72}$$

若此时分别令 $k=2m$ 和 $k=2m+1$ 以表示抽样点的偶数和奇数项，则有

$$X[2m] = \sum_{n=0}^{(N/2)-1}\left(x(n)+x\left(n+\frac{N}{2}\right)\right)W_N^{2mn}$$
$$X[2m+1] = \sum_{n=0}^{(N/2)-1}\left(x(n)-x\left(n+\frac{N}{2}\right)\right)W_N^{2mn}W_N^n \quad (3-73)$$

在此用与式（3-71）相同的指数运算性质有

$$W_N^2 = \mathrm{e}^{-\mathrm{j}\frac{2\pi\times2}{N}} = \mathrm{e}^{-\mathrm{j}\frac{2\pi}{(N/2)}} = W_{N/2} \quad (3-74)$$

则式（3-73）可以进一步表示为

$$\begin{aligned}X[2m] &= \sum_{n=0}^{(N/2)-1} a(n)W_{N/2}^{mn}\\X[2m+1] &= \sum_{n=0}^{(N/2)-1} b(n)W_N^n W_{N/2}^{mn}\\a(n) &= x(n)+x\left(n+\frac{N}{2}\right), n=0,1,\cdots,\frac{N}{2}-1\\b(n) &= x(n)-x\left(n+\frac{N}{2}\right), n=0,1,\cdots,\frac{N}{2}-1\end{aligned} \quad (3-75)$$

可见，此时对 $x(n)$ 进行的 N 点 DFT 相当于分别对 $a(n)W_N^n$，$b(n)W_N^n$ 做 $N/2$ 个点的 DFT 的结果的组合。如何最终组合得到 $X[k]$，涉及 FFT 算法的关键环节，即蝶形运算，如图 3-58 所示。

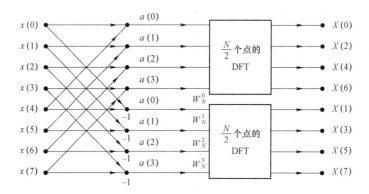

图 3-58 蝶形运算算法示意

可见，由蝶形运算可以顺利还原出 $X[k]$。同时据此可以得到软件实现算法流程，如图 3-59 所示。

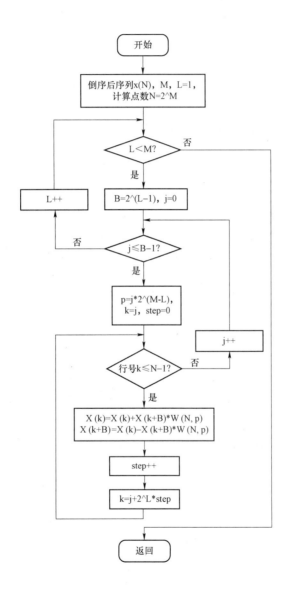

图 3-59　FFT 软件实现算法流程

学习小结

一、学习内容

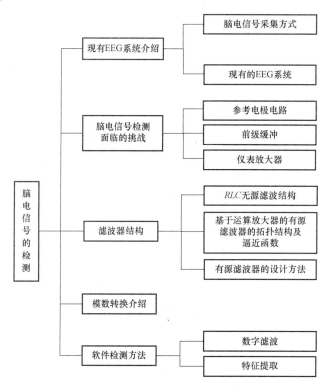

二、学习方法体会

（1）本章涉及很多电路知识的理论基础，虽也进行了相应的描述，但仍需要读者更多地复习与理解才能巩固相应的知识。

（2）脑电信号虽然是微弱的生物电信号，比心电信号还要微弱，但是万变不离其宗，所有的微弱信号检测的方法和手段是相通的，因此，可以用心电信号的电路检测知识作为参照，以便更好地掌握和理解本章知识。

（3）最后两个章节涉及数学理论知识过多，对于高职阶段的学生而言，重在了解其概念和意义，感兴趣的读者可以更深入地去探寻相应的方法和实现方式。

目标检测

一、图 3-60 所示电路中要得到

$$V_o = \frac{V_2}{3} - 2V_1$$

（1）确定满足上述关系所需的 R_0 的值；

（2）如果 $V_2 = 10\text{ V}$，$V_1 = -10\text{ V}$，计算每个电阻上的电流值。

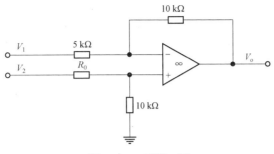

图 3-60　习题一图

二、利用电路分析知识分析图 3-61 所示电路，得到 V_i 与 V_o 的关系式，其中 $G_1 = 1/R_1$，其他类同。

同时考虑如果除了 G_4 以外的所有元件都是阻值相同的固定电阻，那么在假定 V_o/V_i 关系是在纯电阻的情况下得到的，请绘制 V_o/V_i 随 G_4 变化的曲线。

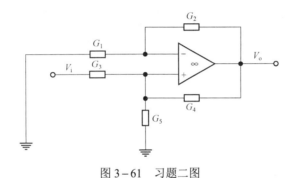

图 3-61　习题二图

三、用 0.1 μf 的电容分别设计一个频率响应曲线如图 3-62 所示的 VCVS 和 MFB 低通滤波器，并用相关公式计算该滤波器的通带和阻带衰减。

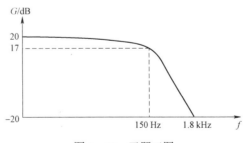

图 3-62　习题三图

四、一个低通巴特沃斯滤波器具备以下参数：通带在 100 Hz 时，衰减为 3 dB，截频带在 1 kHz 的位置至少衰减到 80 dB。试计算：

（1）滤波器的阶数；

（2）巴特沃斯多项式的根。

五、用 MFB 拓扑结构设计一个带通滤波器，要求：中心频率为 1 kHz，中频增益为 20 dB，品质因数 Q 为 2，且其中一个电容为 0.1 μF。

六、如图 3-63 所示，该电路是一个全通滤波器，请推导其输入、输出信号关系式，并画出其幅频特性曲线。用该电路设计一个模拟频率为 50 Hz 的三相电压系统的电路，假设使用的是理想运算放大器，且电容为 1 μF。

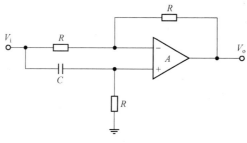

图 3-63　习题六图

第 4 章

脑电图仪的发展历史及原理

 学习目标

- 学习目的

通过学习脑电图仪的发展历史及原理,了解不同时期、不同种类脑电图仪的功能特点,了解脑电图仪在临床应用中的用途,掌握便携式脑电图仪的结构、原理和性能特点。

- 知识要求

(1)熟悉常见的脑电图仪及其特点。

(2)了解脑电图仪的发展简史及其发展趋势。

(3)掌握便携式脑电图仪的结构原理。

- 能力要求

(1)能区分不同脑电图仪的功能和用途。

(2)能设计、使用与维护便携式脑电图仪。

第一节 脑电图仪的发展

脑电信号作为一种典型的生物电信号,包含了丰富的生物信息与病理信息,在当今的医学研究及其他科学领域之中具有很大的应用前景。脑电图仪是用来测量脑电信号的生物电放大器,是将微弱的脑电信号进行放大,然后通过记录装置把波形描记下来的一种电子仪器。脑电图仪是生物信号学、电子技术和生物医学在发展中相互渗透的产物,具有理学、工学、医学相结合的特点。其研究包括基础生物理论、仪器工程开发、信号处理、图像处理等相互联系又相互促进的多个方面,且发展速度很快,目前已有各种各样的脑电图仪供临床应用,主要辅助临床对脑部疾病进行诊断。

一、脑电图仪的发展简史

(一) 国际发展史

第二次世界大战结束后,脑电图仪的制造技术得到迅速进步。1948 年,人们制造出了实用且易于移动的 8 导程脑电图仪,此后还制造出 12,16,21,32 等多导程脑电图仪。如今在世界各国大都有脑电图仪制造商,除了脑电图仪外,它们也生产脑电图频率自动分析装置等。随着电子计算机技术的进步,1958 年,人们制造出了诱发电位叠加仪,使用它通过头皮上的电极可以观察到人的诱发电位。至此,在脑电研究领域产生了关于自发脑电与诱发脑电的区别。特别是 20 世纪 80 年代以后,陆续出现了睡眠脑电图(SEEG)、动态脑电图(AEEG)。1992 年由美国和德国研制出了脑电图监测装置,以及借助计算机对脑电图进行分析例如功率谱分析(PSA)、脑电地形图(BEAM)等的新的技术和方法,近年还有人发表了关于密集阵(多导程化)脑电图、偶极子追踪法的研究报告。作为脑电图的国际学会,第一次国际脑电图会议于 1947 年在伦敦召开,在第二次的巴黎会议上国际脑电图学会联盟成立,其后与包括肌电图等在内的相关领域组织发展成为国际脑电图临床神经生理学会联盟(IFSECN)。该联盟不仅发表脑电图及神经生理学的研究业绩,而且对一些重要问题提出许多建议,例如关于脑电图仪器规格的确定、脑电图检查法及电极放置的标准化、脑电图判读者和技术员的训练与资格认定及脑电图学术语的统一。脑电地形图脑电图频率分析、癫痫患者的长时间监测、昏迷患者一无反应状态的电生理学监测等建议对研究和实践做出了很大贡献。另外,IFSECN 于 1949 年还创办了《脑电图与临床神经生理学》(简称 *The EEG Journal*) 杂志。

(二) 国内发展史

我国于 1948 年在南京引进第一台脑电图仪,1949 年后陆续在各大城市建立脑电图检查室,1957 年在北京创办了全国第一届临床脑电图培训班,此后各大城市的较大医院相继引进脑电图仪和培训专门从事脑电图的专业人员。至 20 世纪 60 年代末期,国产脑电图仪问世,为脑电图的普及提供了条件。

1978 年实行改革开放之后,国内脑电图技术的普及速度加快,在大多数的县、区级医院开展了临床脑电图检查,为各种脑部疾病的诊断提供实验室依据。1986 年设立中华医学会脑电图学组,一些区域性和地方性脑电图学术组织也相继成立,继而召开脑电图方面的学术交流会议。1987 年第一次全国脑电图及临床神经生理学会议在青岛召开,参会者有 265 人,由冯应琨教授作了题为"三十八年来我国脑电图学发展概况"的特别演讲。1985 年《脑电图学与神经精神疾病杂志》在贵阳创刊,几经易名,现称为《癫痫与神经电生理学杂志》。1994 年《现代电生理学杂志》创刊发行。笔者统计,根据 1989 年第二次全国脑电图及临床神经生理学会议的资料,在全体会议上作学术报告 19 篇,分组会议学术报告 190 篇。在一般性演讲题目中,涉及临床脑电图的题目占 59%,其中有关癫痫的脑电图的题目占 40%,有关小儿脑电图的题目占 20%;涉及基础研究的题目占 21%,其中有关脑电位分布图及计算机分析的题目占55%，有关诱发电位的题目占19%。这可看作我国脑电图领域发展的一个客观指标。另外，由瞿治平教授起草并在本次会议通过了《脑电图描记的最低要求》（试行方案），这对促进我国临床脑电图的规范发展具有重要意义。

20世纪90年代以来，随着我国电子计算机技术和成像技术的快速发展，脑电图仪的更新换代加快，进一步推动了脑电图在临床上的普及应用。除常规脑电图检查外，有许多实验室还开展了定量脑电图分析、动态脑电图及视频脑电图等新的检测技术，这些新的技术和方法的应用对人才培养及技术水平都提出了新的较高要求，是值得重视的问题。总之，如今我国的临床脑电图领域正在积极总结经验，在不断完善中发展。为我国神经电生理学事业的发展和临床治疗水平的提高不断做出积极的贡献。

二、脑电图仪的应用

脑电图仪是一种无创检查仪器，其检查结果对脑部疾病诊断具有一定的参考价值，尤其为颅内病变和颅外伤诊断及大脑脑功能的定量分析研究提供了先进的科学依据。

脑电图仪目前主要帮助诊断以下疾病：意识障碍性疾病、颅内占位性病变、癫痫、脑血管病、颅脑外伤、颅内炎症和脑病等。其诊疗范围为：诊断颅内血管阻塞病；诊断颅外血管阻塞病变合并颈总动脉压迫试验，以了解侧枝循环是否良好；评价颅外血管对颅内血流速度的影响；诊断与追踪探测颈内动脉夹层动脉瘤；探测与鉴定动、静脉畸形的供血动脉；诊断颅内其他血管病；间歇监测与追踪研究等。

三、脑电图仪的发展趋势

随着集成电路、超大规模集成电路和微处理控制技术的高速发展，脑电图仪的制造已经进入一个崭新的阶段。目前比较先进的脑电图仪有动态脑电图系统、数字脑电工作站、视频脑电图仪、便携式数字脑电图仪、无线蓝牙综合视频脑电图仪、无线蓝牙综合睡眠脑电图仪等。

第二节 便携式脑电图仪的原理

一、便携式脑电图仪的特点

便携式脑电图仪体积小、质量小、携带方便、功耗低、抗干扰能力强、使用灵活，广泛应用于脑机接口、睡眠监测、脑部疾病动态监测等领域。

（一）便携化设计

便携式医学仪器与传统医学仪器设计的区别主要表现在前者高度重视微型化和低功耗，同时强化了操作的易用性、便携性和通信等的功能性。

1. 系统设计高度集约化

便携式脑电图仪一般采用嵌入式单片机来承担仪器的中央处理功能和测控、管理功能。本书配套仪器选用 STM32 系列单片机为主控芯片,其功能特点如下。

(1) 串口:传输速率最高达 11.25 Mbit/s;

(2) 模数转换:具有 12 位 ADC,转换速率高达 2.4 MSPS;

(3) 定时器:具有 17 个定时器,16 位和 32 位可选择,应用灵活;

(4) 具有 1 MB FLASH 和 192 KB SRAM,采用尺寸小至 14 mm×14 mm 的 100 引脚封装(LQFP100)。

2. 选用合适的供电电压和运行速度

电子仪器系统动态功耗 P_s 一般可用下式定性分析:

$$P_s \propto CV^2 f$$

式中,C 为电路中的分布电容和开关型 IC 元器件的极间电容;V 为供电电压;f 为工作频率。

系统功耗和系统供电电压的平方成正比,再加上便携式医学仪器采用电池供电(采用 3.3~5 V 低电压供电),既能降低系统功耗,又有利于电池选配(本书配套仪器选择 3.7 V 锂电池供电方式)。

一个系统的整体功耗与系统的工作频率成正比。因此,选取工作频率时,应以满足工作要求为度,不追求高速度和大的驱动能力。

3. 电路设计全面采用低功耗元器件

便携式脑电图仪所使用的运算放大器、电源管理芯片均有低功耗的特点。

4. 中央处理器参与低功耗管理

在便携式医学仪器系统中,动态功耗远高于静态功耗,中央处理器(CPU)应实时调度,将系统置于工作状态、待机状态、掉电运行状态等。在软件设计中也应遵循低功耗的设计原则,例如尽量不采用软件循环延时的工作方式等,从而大大缩短 CPU 运行状态的时间。

5. 全面采用表面贴装元器件(SMD)

除个别大功率元器件外,包括单片机在内的所有集成(IC)都有相应的 SMD,此外基础元器件,从电阻(含固定和可调)、电容(含固定和可调),到电感、变压器、扼流圈,以及热敏电阻、加速度计等传感器,均有相应的 SMD。

SMD 与穿透电路板的直插元器件(THT 元器件)相比,占空尺寸大幅度减小。如片式电阻、电容体积仅有直插元器件的 1/10,已缩小到 0.6 mm×0.3 mm,而 IC 元器件的引脚中心距已由 1.27 mm 减小到 0.3 mm。对于双面及双面以上的多层印制电路板,SMD 可以同时在两面焊装,从而大幅度提高了单位面积上元器件的密度,在电路所占空间尺度上确保整机微型化。本书配套仪器所用芯片均为贴片式,有效减小了安装空间。

(二)无线通信方式

一般而言,便携式仪器对外通信采用线数最少的串行方式,低速采用 RS232 接口,而高速采用 USB 接口。在此基础上增加一些专用通信模块,可实现无线移动通信和网络在线等功能，可以省去复杂的接线工序和烦琐的传输线缆连接，方便使用者移动。在近距离无线数据交换中，一般采用红外通信（IrDA）和宽带无线通信［如蓝牙（bluetooth）］。

蓝牙技术是一种短距离无线传输应用技术，通信距离可达到 100 m，广泛应用于各种移动设备。蓝牙技术体系架构可分为三大层次：底层的硬件模块和中间层协议及高层的应用程序。蓝牙 4.0 协议将传统蓝牙、低功耗蓝牙（BLE）、高速蓝牙 3 种规格合而为一，拥有极低的运行和待机功耗，使用一粒纽扣电池甚至可连续工作数年之久，最高传输速度高达 24 Mbit/s。蓝牙技术具备功耗低、成本低、辐射小、速度快、距离远的优点，广泛运用于远程监护、医疗诊断、心律监察器、智能仪表、物联网等众多领域，康体佳健康联盟已将蓝牙技术作为健康设备间通信技术之一。本章介绍的便携式脑电图仪即采用蓝牙通信模式。

（三）便携式脑电图仪的主要技术指标

1. 硬件运行环境要求

环境温度：10～30 ℃。

相对湿度：不大于 80%。

电源：计算机工作电压为 AC220 V±22 V，50 Hz±1 Hz。

内部电池电压：3.7 V。

大气压力：860～1 060 hPa。

2. 仪器参数

共模抑制比：大于 100 dB。

频率检测范围：1～29 Hz。

抽样率：512 Hz/s。

杂音（50 Hz）除去比：60 dB 以上。

专注度：0～100，数值越大表示当前专注度越高。

放松度：0～100，数值越大表示当前放松度越高。

二、便携式脑电图仪的结构与原理

（一）便携式脑电图仪概述

便携式脑电图仪由上位机和下位机组成，上位机主要负责数据的接收、分析处理、存储、显示及人机交互的工作，下位机主要负责对信号进行滤波、放大、电平调理、量化、采集等处理，最终通过蓝牙模块传输到上位机。图 4-1 所示为便携式脑电图仪结构框图。

（二）MCU 模块

便携式脑电图仪采用单片机作为主控制器，目前常用的主控制器有 MICROCHIP 公司的 PIC 系列，ATMEL 公司的 AVR 系列，TI 公司的 MSP430 系列、Freescale 系列及 ST 公司的

STM32 系列等。STM32 系列产品采用的是 ARM 的 Cortex-M3 内核，具有性能高、成本低和功耗低的特点。

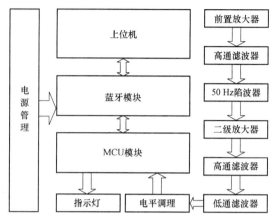

图 4-1 便携式脑电图仪结构框图

按内核架构分，STM32F1 系列包含 STM32F101 基础型系列、STM32F103 加强型系列及 STM32F105 和 STM32F107 互补型系列等产品。其中，基础型系列的时钟频率最高为 6 MHz；加强型系列的时钟频率可以达到 72 MHz，内置 32～128 KB 的 FLASH。本书以 ST 公司的 STM32F407 为例，将其作为主控芯片（封装：LQFP100）。MCU 模块电路如图 4-2 所示。其外围电路简单，只需要复位电路、晶振和调试接口即可，其中调试接口使用 SWD 模式，该模式在高速模式下更加可靠，并且只需要单片机两个引脚，减小了调试接口体积。单片机含有丰富的外设，为系统的设计提供了很大的便利，使用情况如下。

（1）串口 2（USART2_TX-25 引脚、USART2_RX-26 引脚）与蓝牙模块通信。

（2）定时器 1 用于产生 ADC 触发源，定时 1.95 ms 触发一次 ADC 抽样，抽样率为 512 Hz。

（3）单片机自带 12 位 ADC，参考电压为 3.3 V，分辨最小电压值为 0.8 mV，配置寄存器时应注意选择定时器 1 作为开启转换的触发源。

（4）数据直接存储（Direct Memory Access，DMA）可以管理存储器到存储器、设备到存储器和存储器到设备的数据传输，无须 CPU 干预。通过 DMA 可以使数据快速移动，从而节省 CPU 的资源来进行其他操作。程序设计中设置 DMA 存储器存储到一半的数据时产生中断，在另一半数据还未完成采集前对已采集到的数据进行转换、发送等处理。

（5）I/O 口使用情况。ADC 模拟信号输入端（23 引脚），参考电压输入端（21 引脚），指示灯控制端（1 引脚-蓝色、2 引脚-绿色、3 引脚-红色）。

第 4 章 脑电图仪的发展历史及原理

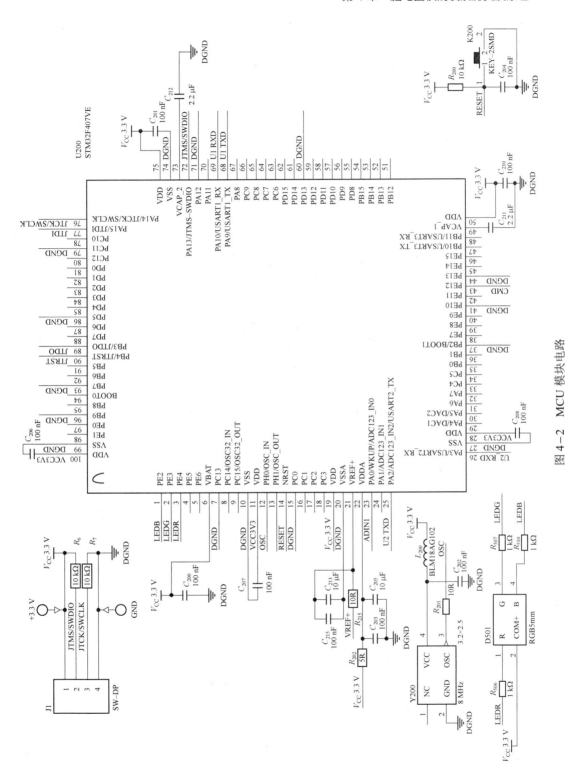

图 4-2 MCU 模块电路

(三)电源管理模块

便携式脑电图仪的电源管理模块框图如图 4-3 所示。仪器由锂电池供电,通过 USB 接口充电,当 USB 接口接上电源时,工作/充电模式切换电路切换为充电模式。此时只有锂电池充电模块通电,其他模块不得电,当 USB 接口没接电源时,切换为工作模式。锂电池通过升压电路得到+5 V 电源,再通过数字电源电路和模拟电源电路得到数字电源 3.3 V、模拟电源±3.3 V。

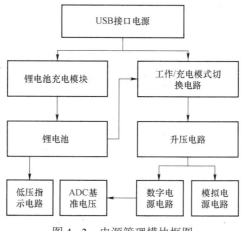

图 4-3 电源管理模块框图

1. 锂电池充电模块电路分析

锂电池充电模块电路如图 4-4 所示。LTC4054 是用于单节锂离子电池恒定电流/恒定电压线性充电的元器件。ThinSOT 封装与较少的外部元器件数目使 LTC4054 适用于便携式应用和 USB 电源规范。充电电压固定于 4.2 V,而充电电流可通过一个电阻器进行外部设置,充电电流 $I_c = 1\,000/R_{402} = 0.5$ A。当充电电流在锂电池达到最终浮充电压之后降至设定值的 1/10 时,LTC4054 将自动终止充电循环。

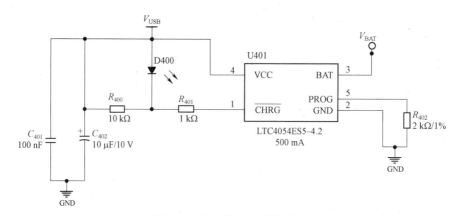

图 4-4 锂电池充电模块电路

如图 4-4 所示,当 USB 接口断开电源时,LTC4054 自动进入低电流状态,将电池漏电流降至 2 μA 以下。LTC4054 的其他特点包括充电电流监控、欠压闭锁、自动再充电等。LTC4054 还有一个用于指示充电结束的状态引脚 CHRG，当未充满时 CHRG 连接的内部场效应管与地连通，发光二极管 D400 点亮，充满后，内部场效应管截止，发光二极管熄灭。

2. 工作/充电模式切换电路分析

工作/充电模式切换电路如图 4-5 所示。电源开关 J401 开启后，电源 VBAT1 由模拟开关 U400 控制是否传输至 VBAT2，当 USB 接口接上电源时，U400 的第 4 引脚输入高电平，模拟开关断开，VBAT1 与 VBAT2 之间断路，仪器处于充电模式；当 USB 接口断开电源后，U400 的第 4 引脚输入低电平，模拟开关闭合，VBAT1 与 VBAT2 之间连通，仪器处于工作模式。

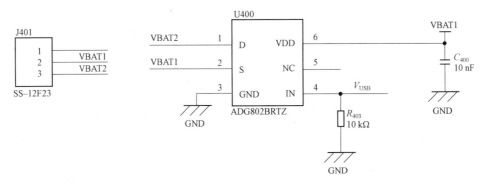

图 4-5 工作/充电模式切换电路

3. 升压电路分析

升压电路如图 4-6 所示。电池接入后通过 N 型场效应管 Q400 连接工作地 GND，目的是防止电池接反，如果电池接反，Q400 截止，保护后续工作电路，只有当电池正确接入时，Q400 才导通，为后续电路供电。

升压芯片采用 TPS61240，是一款高效同步升压直流/直流转换器，可为单节锂离子/锂聚合物电池供电的产品，支持高达 450 mA 的输出电流，可在 2.3～5.5 V 的输入电压范围内提供 5 V（典型值）固定输出电压，允许使用小型电感器和电容器，因此，可实现较小的解决方案尺寸。

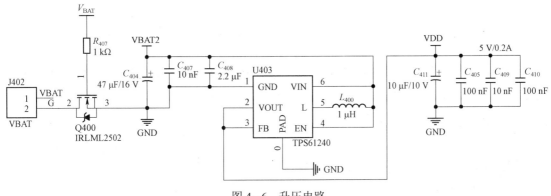

图 4-6 升压电路

4. 数字、模拟电源电路分析

便携式脑电图仪包括模拟电路部分和数字电路部分。模拟电路部分包括信号放大、滤波、调理等电路,数字电路部分包括单片机、蓝牙模块等电路。数字信号一般为矩形波,带有大量谐波,如果电路板中的数字地与模拟地没有从接入点分开,数字信号中的谐波很容易干扰模拟信号的波形。模拟电路涉及弱小信号,但是数字电路门限电平较高,对电源的要求比模拟电路低些。在既有数字电路又有模拟电路的系统中,数字电路产生的噪声会影响模拟电路,使模拟电路的小信号指标变差,克服的办法是分开模拟地和数字地。

如果把模拟地和数字地大面积直接相连,二者会互相干扰。对于低频模拟电路,除了加粗和缩短地线之外,电路各部分采用一点接地是抑制地线干扰的最佳选择,主要可以防止地线公共阻抗所导致的部件之间的互相干扰。

对于高频电路和数字电路,地线的电感效应影响会更大,一点接地会导致实际地线加长而带来不利影响,这时应采取分开接地和一点接地相结合的方式。另外对于高频电路还要考虑如何抑制高频辐射噪声,方法是:尽量加粗地线,以降低噪声对地阻抗;满接地,即除传输信号的印制线以外,其他部分全作为地线;不要有无用的大面积铜箔。

地线应构成环路,以防止产生高频辐射噪声,但环路所包围面积不可过大,以免仪器处于强磁场中时产生感应电流,但如果只有低频电路,则应避免地线环路。数字电源和模拟电源最好隔离,地线分开布置,因为有 ADC,故只在此处单点共地。低频辐射噪声虽然没有多大影响,但仍建议模拟电路和数字电路一点接地。在一般情况下,用 0Ω电阻是最佳选择,可保证直流电位相等,单点接地能限制噪声,对所有频率的噪声都有衰减作用。在高频条件下,可通过磁珠把模拟和数字电路一点接地。3.3 V 数字电源电路如图 4-7 所示。

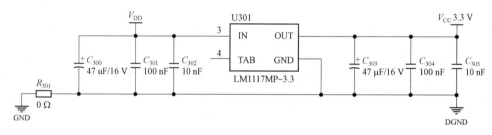

图 4-7 3.3 V 数字电源电路

在图 4-7 所示 3.3 V 数字电源电路中,DC-DC 降压芯片 LM1117 将 5 V 电源电压降压至 3.3 V,作为数字电源,数字地 DGND 与 GND 通过 0 Ω电阻隔离。

图 4-8 所示±3.3 V 模拟电源电路由两个 K7803500 R2 模块构成,它具备以下特点。

(1)效率达 95%。

(2)空载输入电流低至 0.2 mA。

(3)最大输出电流为 500 mA。

(4)工作温度范围为−40~+85 ℃。

(5)支持负输出。

(6)输出短路保护。

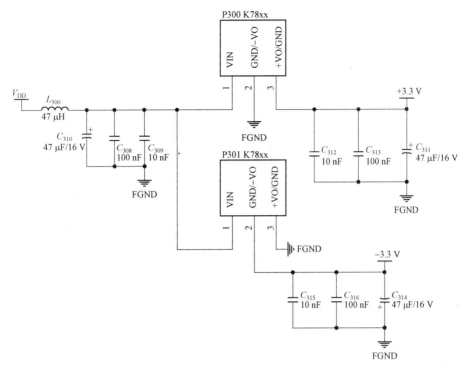

图 4-8 ±3.3 V 模拟电源电路

模拟电源采用电感 L300 及 0 Ω 电阻与其他电源隔离。

知识拓展

> 聚合物锂离子电池使用注意事项如下。
> （1）重视短路情况。
> 聚合物锂离子电池在充电过程中很容易发生短路情况，包括内部短路、外部短路等情况。
> 虽然现在大多数锂离子电池都带有防短路的保护电路，还有防爆线，但在很多情况下，保护电路不一定起作用，防爆线的作用也很有限。
> （2）不要过充电。
> 聚合物锂离子电池如果充电时间过长，发生膨胀的可能性就会增加。
> 锂的化学性质非常活泼，很容易燃烧，当电池充放电时，电池内部持续升温，活化过程中所产生的气体膨胀，电池内压加大，压力达到一定程度，如外壳有伤痕，即会破裂，引起漏液、起火，甚至爆炸，而聚合物锂离子电池只会膨胀。

5. ADC 基准电压电路分析

脑电最后是以电压的形式进行量化的，需要 ADC 将模拟信号转换成为数字信号，这是数字化处理最为关键的部分。

ADC 接收模拟输入电压,并将其转换为可被微处理器读取的数字值。便携式脑电图仪选用控制芯片 STM32F407 自带的 12 位 ADC。

ADC 的分辨率由参考输入和字宽决定,分辨率定义了可被 ADC 测量的最小电压变化。分辨率的大小等于最小的步长大小,并可用参考电压除以转换值加以计算。

可以通过降低参考输入提高分辨率,如将参考输入由 5 V 变成 2.5 V,那么分辨率将提高 1 倍,但这时可被测量的最大电压将为 2.5 V,而非 5 V。12 位 ADC 具有 1.22 mV 的分辨率。

基准电压选用的 REF3133 具有超高精度。串联型电压基准具有 15 ppm/℃ 的低温漂系数和 5 mV 低压差特性。低温度漂移和低噪声使其非常适合配合高分辨率 ADC 工作。封装为微型、3 引脚 SOT23,适用于便携式设备。

6. 低压指示电路分析

低压指示电路如图 4-9 所示,它用比较器来指示电池电量,R_{408} 串联 R_{406} 对 5 V 电源分压得到 3.5 V,输入到比较器反相端,比较器同相端接入电池正极。当电池电压大于 3.5 V 时,比较器输出电源电压,发光二极管 D401 熄灭;当电池电压小于 3.5 V 时,比较器输出低电平,发光二极管 D401 点亮,指示电池电压低,需要充电。

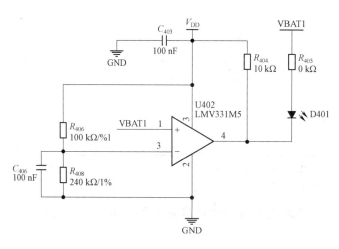

图 4-9 低压指示电路

(四)过压保护电路

便携式脑电图仪正常工作时信号幅度为 0~200 μV,频率响应为 0.15~29 Hz,然而人体可能产生上千伏甚至上万伏的静电,为了不致损坏后续电路,需采用过压保护电路(图 4-10)。

过压保护器件并联在被保护的电路上。在输入电压未过压时,过压保护器件呈高阻态,其泄漏电流甚微;一旦输入电压过压,过压保护器件在瞬间提供低阻抗通路,并将电压钳位于安全的低电压,从而保护电路免受过压损害。当输入电压降落到正常工作电压时,过压保护器件会自动恢复到高阻态。多层压敏电阻(MLV)及 ESD 保护器件 PESD 就是常用的过压保护器件,它还可以防止 ESD 破坏元器件。

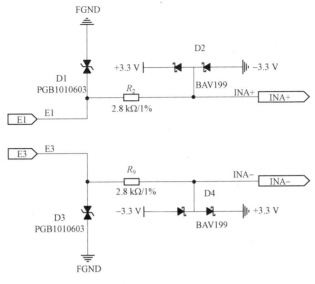

图 4-10 过压保护电路

由聚合物 ESD 抑制器 D1 和 D3 组成的高压保护电路,其保护电压为±24 V。当高于 24 V 的电压加到输入端时,聚合物 ESD 抑制器放电,故高于 24 V 的高压可对地短路而保护仪器,消除静电放电带来的危害。

此外 PCB 布线也有一定规则,聚合物 ESD 抑制器一般以屏蔽层或者底座为地,而不是以信号地为地,以迫使静电电流流向屏蔽层或者底座。这样做有以下优点。

(1)使任何 ESD 事件产生的电流流入连接线的屏蔽层或者主机外壳,避免耦合到信号线;

(2)降低 ESD 产生危害的可能性;

(3)ESD 产生的电场不能进入信号线内部;

(4)ESD 产生的能量能够返回产生 ESD 的源头(如人体或其他带电体)。

二极管 D2 和 D4 构成低压保护电路,限制输入电压在±4.2 V 左右。在正常工作时,脑电信号是微伏级别,二极管不导通,因此脑电信号不受影响。当干扰信号大于 4.2 V 时,输入保护二极管导通,将电压钳位在 −4.2～+4.2 V。

(五)前置放大电路

脑电信号是强噪声背景下的低频微弱信号,为了记录该电位,必须通过放大器将信号放大到一定的强度。信号放大技术是人体电子测量系统中最基本的重要环节。放大器的核心是前置放大,如果前置放大器处理不好,那么信号可能湮没在噪声中,而后的放大处理再卓越也不能将信号从噪声中提取出来。

前置放大器必须满足高输入阻抗、大 CMRR、低噪声、低温度漂移、低低失调电压、偏置电流等特性。前置放大器电路如图 4-11 所示。

脑电信号源本身就是高内阻的信号源,并且通过电极来拾取,这些都带来了不稳定因素,如个体差异性、生理状态、电极的安放位置、电极的物理状态。如果有足够高的输入阻抗,就可以减小这些不稳定因素对信号放大造成的影响,避免信号失真。此外,高输入阻抗对放大器的 CMRR 有利。源阻抗不平衡导致共模信号转化为差模信号,而高输入阻抗能够限制该转化。

脑电信号检测受到工频干扰和其他生物电干扰,它们大多呈现为共模干扰,因此,需要足够大的 CMRR 来抑制这些干扰。

脑电信号的幅度只有 0~200 μV,所以对放大器前置级低噪声、低漂移的要求是相当重要的。放大器的低噪声性能主要取决于前置级,正确设计放大器的增益分配,在前置级的噪声系数较小时,可以获得良好的低噪声性能。前置级的低噪声设计,是整个放大电路设计的重要任务。便携式脑电图仪采集的脑电信号的频带为 0.15~29 Hz,对于低频信号成分,需要减小温度漂移给系统带来的影响。

实际运算放大器在它们的输入引脚会吸收少量电流,正、负输入引脚的电流均值称为输入偏置电流,对于高源阻抗和微弱信号而言,此参数很重要。较大的偏置电流会给电路带来较大的共模信号,甚至因为输入失调电流或者连接阻抗不平衡而将共模信号转化为差模信号。失调电压也应该尽量小,以减小失调电压误差输出。

系统采用 TI 公司生产的仪器仪表放大器 INA118。它是性能比较好的仪表放大器之一,是一种具有较高精度的低功耗通用仪表放大器。其性能特点如下。

(1)低失调电压:50 μV;

(2)低失调电压温度系数:±0.5 μV/℃;

(3)大 CMRR:110 dB(增益为 10 倍时);

(4)输入过压保护:±40 V;

(5)小偏置电流::±2 nA$_{max}$;

(6)宽电压输入范围:±1.35~±18 V;

(7)小静态电流:350 μA;

(8)高差分输入阻抗:10^{10} Ω;

(9)低噪声:f=1 kHz 时,8 nV/$\sqrt{Hz}$。

为了使其性能得到更好的发挥,还需要注意如下事项。

(1)仪表放大器的电源输入端必须进行电源解耦,通常接旁路电容(0.1 μF)。

(2)增益电阻选用 RCD 合成 HP 系列电阻器,其温度漂移为 0.05 μV/℃,从而减小增益温度漂移。

(3)增益不宜太小,也不宜太大,一般而言,在满足其他噪声的条件下,第一级增益应该尽可能大以提高信噪比,而且增益越大,CMRR 越大。但是当增益增大到一定程度后,CMRR 的改进并不明显,相反会因为电极极化电压不匹配或者干扰过大导致放大器饱和。本书配套仪器设计放大 10 倍。由增益计算公式 $G=1+50$(kΩ)/R_G,可得增益电阻 R_G=5.6 kΩ。

(4)如图 4-11 所示,输入端串联 2 kΩ 电阻,虽然增加了约翰逊噪声,但提高了输入瞬态过载保护电压,也提高了输入阻抗。

(六)高通滤波器电路

为了滤除 0.15 Hz 以下的低频干扰,如电极极化电压、失调电压、温度漂移等干扰,需要在仪器仪表放大器后端设置一个高通滤波器,以免这些低频干扰与脑电信号一起被放大,导致后一级放大电路饱和。此高通滤波器的设计思想是先通过低通滤波器取出低频分量,然后将该分量输入 INA118 的参考端,与输出的低频分量抵消,这一闭环输出控制可以有效滤除低频分量。

如图 4-11 所示,设计中使用了由 OP1177 构成的低通滤波器,截止频率 f_1 满足

$$f_1 = 1/2\pi R_1 C_1 \approx 1/2 \times 3.14 \times 1\,M\Omega \times 1\,\mu F = 0.15\,Hz$$

选用的运算放大器要求失调电压低。OPA1177 典型的输入失调电压为 20 μV,单位增益带宽积为 1 MHz,压摆率为 0.8 V/μs,满足该一阶低通滤波器的要求。

进一步,通过 C_3 和 R_7 组成的高通滤波器进行滤波,截止频率 f_2 满足

$$f_2 = 1/2\pi R_7 C_3 \approx 1/2 \times 3.14 \times 1\,M\Omega \times 0.22\,\mu F = 0.72\,Hz$$

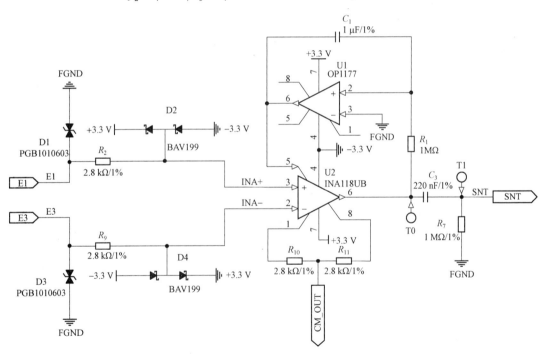

图 4-11 前置放大电路、高通滤波器电路

(七)50 Hz 陷波器电路

由于脑电信号为微弱的生理电信号,为了抑制电力线通过空气耦合到人体的工频(50 Hz)干扰,系统设计了 50 Hz 陷波器,如图 4-12 所示。

如图 4-12 所示,50 Hz 陷波器电路为双 T 型有源陷波器滤波电路,由两个运算放大器和双 T 型陷波器组成。实际供电线路的频率与标称的 50 Hz 存在偏差,过高的 Q 值往往起不

到滤除工频干扰的作用，因此引入负反馈改善选频作用，通过改变 Q 值调节陷波频率范围。运算放大器 U6 A 提供反馈环路的增益，调节电位器 R_{27}，可以改变反馈到 R_{28}，C_{16} 节点上电压的高低，从而改变 Q 值。同时 U6 A 的低输出阻抗又起到对双 T 型网络隔离的作用，确保 R_{28}，C_{16} 节点处阻抗稳定，从而使滤波器的陷波频率和深度不受电位器影响。

$$f_3 = 1/2\pi R_{25}C_{24} \approx 1/2 \times 3.14 \times 680\,\text{k}\Omega \times 4.7\,\text{nF} = 50\,\text{Hz}$$

$$Q = 1/4(1-k)$$

式中，系数 k 为电位器 R_{27} 调整端对地电阻与总电阻的比值。k 决定阻带宽度，k 值取得越大，阻带宽度越小，品质因数 Q 值则越大，陷波特性好，但同时会使稳定性变差。反之，k 值取得越小，阻带宽度越大，品质因数 Q 值则越小，陷波特性差，但同时稳定性好。

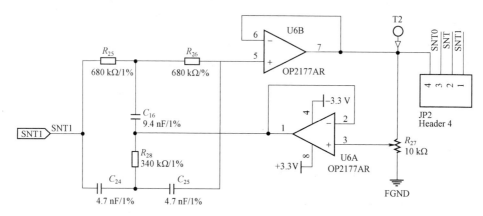

图 4-12　50 Hz 陷波器电路

（八）参考电极电路

如图 4-13 所示，参考电极电路采用对消驱动方式取代直接接地方式，这种方法能够使 50 Hz 共模干扰电压降到 1%以下。类似于 DRL 技术，其抑制交流干扰的效果较佳。由于存在交流干扰电压的反馈环路，而可能有交流电流流经人体，成为不安全因素，限流电阻 R 为此不能很小，通常取几百 kΩ以上。

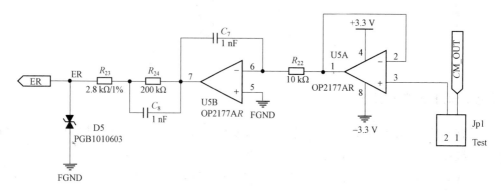

图 4-13　参考电极电路

（九）二阶高通滤波器电路

通过主放大器之后，信号再放大 51 倍，虽然前一级高通滤波器已经滤除了大部分极低频信号，但是经过主放大器放大后仍然存在极低频信号，需要进一步滤除，因此设计了二阶高通滤波器，如图 4-14 所示，以进一步抑制基线漂移。

放大倍数：$A_{up} = 1 + \dfrac{R_{13}}{R_{17}}$

阻尼系数：$\xi = \dfrac{1}{2}\left[\sqrt{\dfrac{R_4 C_4}{R_{16} C_5}} + \sqrt{\dfrac{R_4 C_5}{R_{16} C_4}} - (A_{up} - 1)\sqrt{\dfrac{R_{16} C_5}{R_4 C_4}}\right]$

截止频率：$f_0 = \begin{cases} \dfrac{1}{2\pi\sqrt{2(1-2\xi^2)R_4 R_{16} C_4 C_5}}, & \xi < \dfrac{\sqrt{2}}{2} \\ \dfrac{1}{2\pi\sqrt{R_4 R_{16} C_4 C_5}}, & \xi = \dfrac{\sqrt{2}}{2} \\ \dfrac{1}{2\pi\sqrt{\left[(1-2\xi^2) + \sqrt{(1-2\xi^2)^2 + 1}\right]R_4 R_{16} C_4 C_5}}, & \xi > \dfrac{\sqrt{2}}{2} \end{cases}$

带入元件参数计算得出 $A_{up} = 2$，$\xi = 0.70$，$f_0 = 0.93\,\text{Hz}$，故二阶高通滤波器的低频截止频率设置为 0.93 Hz。

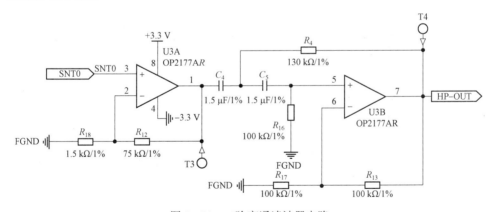

图 4-14　二阶高通滤波器电路

（十）二阶低通滤波器电路

前级电路放大后的信号中包含采集带宽外的高频噪声信号，这会增加采集系统的噪声水平。同时 ADC 需要抗混叠滤波器，仪器设计相频特性较好的二阶低通巴特沃斯滤波器（图 4-15）来衰减、抑制采集带宽外的高频干扰信号。

放大倍数：$A_{up} = 1 + \dfrac{R_{14}}{R_{21}}$

阻尼系数：$\xi = \dfrac{1}{2}\left[\sqrt{\dfrac{R_6 C_6}{R_5 C_2}} + \sqrt{\dfrac{R_5 C_6}{R_6 C_2}} - (A_{up} - 1)\sqrt{\dfrac{R_5 C_2}{R_6 C_6}}\right]$

截止频率：$f_0 = \begin{cases} \dfrac{1}{2\pi\sqrt{R_5 R_6 C_2 C_6}}\sqrt{2(1-2\xi^2)}, & \xi < \dfrac{\sqrt{2}}{2} \\ \dfrac{1}{2\pi\sqrt{R_5 R_6 C_2 C_6}}, & \xi = \dfrac{\sqrt{2}}{2} \\ \dfrac{1}{2\pi\sqrt{R_5 R_6 C_2 C_6}}\sqrt{(1-2\xi^2)+\sqrt{(1-2\xi^2)^2+1}}, & \xi > \dfrac{\sqrt{2}}{2} \end{cases}$

带入元件参数计算得出 $A_{up} = 2$，$\xi = 0.64$，$f_0 = 29\,\text{Hz}$，故二阶低通滤波器的通带内高频截止频率设置为 29 Hz。

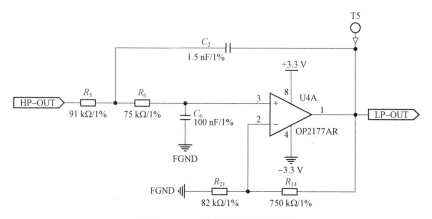

图 4-15　二阶低通滤波器电路

（十一）电平调理及 ADC 缓冲电路

单片机内置的 ADC 为逐次逼近型，具备 12 位高分辨率、出色的精度和低功耗特性。为了保证脑电信号幅度与 ADC 动态范围匹配，设计了 ADC 前端电平调理及缓冲电路。

如图 4-16 所示，U4B 设计为跟随器，输出端电压 u_o 与运算放大器同相输入端的电压相等，根据 KCL，可以得到 u_o 与 u_i 的传递函数。

$$i_1 = i_2 + i_3$$

$$i_1 = \dfrac{u_o}{R_{19}}$$

$$i_2 = \dfrac{u_i - u_o}{R_8}$$

$$i_3 = \dfrac{3.3 - u_o}{R_3}$$

$$u_o = 1.65 + 0.48 u_i$$

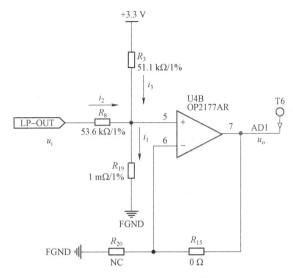

图 4-16　电平调理及 ADC 缓冲电路

由函数可知，输入信号抬升了 1.65 V，防止信号截止。

ADC 在每次转换结束时都有一个小的浪涌输入电流，为了避免产生误差，缓冲器应能够在下一次转换启动前从这种瞬态恢复并重新建立。要求驱动 ADC 的运算放大器对于负载瞬变的响应时间短于 ADC 的抽样时间。大多数运算放大器对于负载瞬变的响应远比对阶跃输入的响应快，所以该要求对于外部缓冲器来说并不难满足，OP2177 建立时间及压摆率满足这一要求。

此外还在输入端连接一个 *RC* 滤波器，电容值要远大于 ADC 的输入电容。这个大电容为抽样电容提供电荷，从而消除了瞬变，通常在 ADC 的输入端和地之间连接一个 1 000 pF 或更大的电容。*RC* 滤波器同时也减小了放大器在驱动容性负载时产生稳定性问题的可能。与电容串联的电阻有助于阻止自激和振荡，同时也起到了抗混叠的作用。

（十二）蓝牙模块

蓝牙技术规定蓝牙设备必须成对进行通信，每一对设备之间进行通信时，必须将其中一个设置为主角色，而另一个设置为从角色才能进行通信。进行通信时，必须首先由主端进行搜索，并发起配对，与从端蓝牙成功建立连接后，主、从双方才能开始收发数据。仪器采用蓝牙串口模块 HC-05 作为无线通信模块（图 4-17）。

HC-05 是主从一体的蓝牙串口模块，当蓝牙设备与蓝牙设备配对连接成功后，可以忽略复杂的蓝牙内部通信协议，直接将蓝牙设备当作串口使用，默认串口波特率为 9 600 bit/s。当建立连接时，两个设备共同使用同一个通道，也就是同一个串口，一个设备发送数据到通道中，另外一个设备便可以接收通道中的数据。使用时可进入 AT 模式对模块名称、波特率等参数进行修改，详见表 4-1。进入 AT 模式的方法：先按住蓝牙设备上的微动开关，然后给蓝牙设备上电，蓝牙设备上的红灯慢闪表示进入 AT 模式。

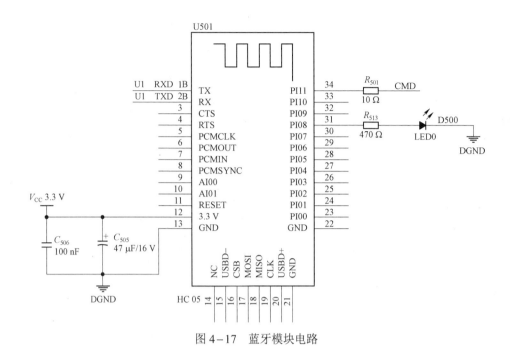

图4-17 蓝牙模块电路

表4-1 蓝牙配置指令详细说明

功能	指令	响应	参数
设置模块名称	AT+NAME=＜Param＞	OK +NAME：＜Param＞	Param：蓝牙设备名称，默认名称为HC-05
查询模块名称	AT+NAME？	1. OK：成功 2. FALL：失败	
设置模块角色	AT+ROLE=＜Param＞	OK	Param参数取值为：0——从角色、1——主角色、2——回环角色
查询模块角色	AT+ROLE？	+ROLE：＜Param＞ OK	
设置配对码	AT+PSWD=＜Param＞	OK	Param：配对码，默认为1234
查询配对码	AT+PSWD？	+PSWD：＜Param＞ OK	
设置串口参数	AT+UART=＜Paraml＞，＜Param2＞，＜Param3＞	OK	Paraml：波特率（bit/s），取值如下：4 800，9 600，19 200，38 400，57 600，115 200等； Param2：停止位，取值为：0——1位、1——2位； Param3：校验位，取值为：0——None、1——Odd、2——Even
查询串口参数	AT+UART？	+UART：＜Param1＞，＜Param2＞，＜Param3＞ OK	

学习小结

一、学习内容

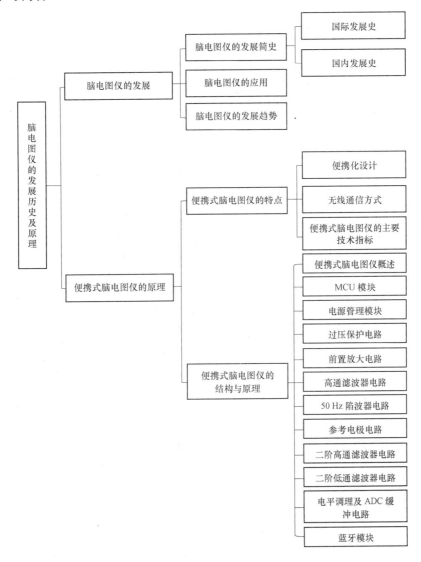

二、学习方法体会

（1）通过对不同时期、不同种类脑电图仪的学习，了解脑电图仪从无到有、从有到优的发展历程，脑电图仪的创新来源于临床应用，又服务于临床实践。读者应学会理论联系实际，培养创新发展理念，学以致用。

（2）脑电图仪的便携化决定了小型化、低功耗的设计需求，从元器件封装的选择、功耗考量、电源管理、通信方式等方面入手，学会如何设计便携式脑电图仪。

（3）脑电是一种在强噪声背景下的低频微弱信号，针对脑电信号的特点，设计放大器、滤波器等信号调理电路，对于各个电路模块的参数设置要知其然并且知其所以然。

（4）便携式脑电图仪采用模块式设计，需要熟悉各个模块的功能及模块之间的联系，一个模块的输出要考虑到下一个模块的输入要求，使各个模块能够相互匹配。

目标检测

一、选择题

1. 脑电图仪的发展涉及以下哪些学科？（　　）
   A. 计算机科学　　　　　　　　　B. 电子学
   C. 生物医学　　　　　　　　　　D. 微生物学

2. 下列关于便携式脑电图仪的描述中错误的是（　　）。
   A. 便携式脑电图仪体积小、质量小、携带方便、功耗低、抗干扰能力强、使用灵活
   B. 广泛应用于脑机接口、睡眠监测、脑部疾病动态监测等领域
   C. 一般采用有线的通信方式
   D. 一般采用微控制器作为仪器控制中心

3. 下列关于便携式脑电图仪前置放大器特点的描述中正确的是（　　）。
   A. 有较大的 CMRR　　　　　　　B. 输入阻抗较高
   C. 放大倍数越大越好　　　　　　D. 失调电压尽可能低

4. 脑电信号在输入 ADC 之前进行电平调整的原因是（　　）。
   A. 滤波杂波　　　　　　　　　　B. 增大 CMRR
   C. 提升 ADC 精度　　　　　　　D. 使信号幅度与 ADC 动态范围匹配

5. 下列关于 50 Hz 陷波器的描述中错误的是（　　）。
   A. 陷波器的 Q 值越大，陷波器的滤波特性越好，但是稳定性差
   B. 陷波器的设计是为了抑制工频干扰，该频率在不同的国家有所差异
   C. 陷波器可以将 50 Hz 的干扰全部消除
   D. 如果 Q 值过小，会衰减其他频率成分的有用信号

二、简答题

1. 简述脑电图仪在临床应用中的最新进展。
2. 脑电图仪中高通滤波器的作用是什么？如何调整通频带？
3. 脑电图仪的数字地和模拟地为什么要分开布线？

第 5 章

便携式脑电图仪的组装与硬件调试

 学习目标

● 学习目的

在前面学习过便携式脑电图仪信号处理电路等相关原理的基础上,通过便携式脑电板手工焊接、各功能模块调试,掌握相关焊接要求及调试方法并了解常用仪器的使用,为学生学习本专业及其他专业知识和岗位职业技能的培养奠定必要的条件。

● 知识要求

(1)掌握便携式脑电图仪各功能模块调试方法。
(2)掌握电路焊接基本方法。
(3)熟悉便携式脑电图仪基本电路结构。
(4)了解常用仪器的使用。

● 能力要求

(1)熟练掌握脑电板焊接技能。
(2)熟练掌握脑电板调试、使用及性能检测技能。

第一节 焊接基础

目前电子产品装配绝大部分以印制电路板为主,其主要装配过程可通过焊接等方式将电子元器件安装于印制电路板上,具体表现为在松香等助焊剂的作用下,使焊料充分浸润焊件表面并扩散至间隙形成合金层从而实现电子元器件与印制电路板的可靠连接。现有市场上焊料种类较多,常用的主要为锡铅,而锡铅焊也是目前电子产品装配中使用最为普遍的一种焊接方式。

一、印制电路板焊接前的注意事项

在正式焊接前,需要先经过元器件引线整形、元器件安装等步骤。根据电子元器件的不同,引线整形要求也有所不同。对于引线元器件,为了便于其后续插装与焊接,保障焊接质量及元器件排列的整齐性,在手工组装印制电路板前往往需要借助镊子或小螺丝刀对元器件引线进行预处理。处理时,注意不能对引线根部施加应力,需要在距离引线根部一定距离处进行打弯成型。引线成型后元器件尺寸当与印制电路板通孔间距匹配,以防后续插装时出现问题。当然,根据安装位置特点及技术要求,不同的引线元器件最后引线成型效果也有所区分,如图5-1所示。对于贴片元器件,如果为多引脚芯片如集成电路等,则需要简单整形以确保后续贴装时所有引脚均能与印制电路板焊盘紧密接触,而其他如贴片电阻等则无须进行该步骤。

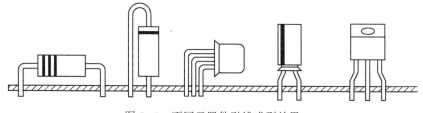

图5-1 不同元器件引线成型效果

一般元器件引线整形完成后,方可进行安装。安装方法多样,可选择卧式、立式、横装式、嵌入式和表面贴装等,其中表面贴装适用于贴片元器件。元器件安装需遵循一定原则,如先小后大、先低后高、先轻后重、先一般元器件后特殊元器件。对于混装型印制电路板则一般先安装贴片元器件,后安装引线元器件。需要注意的是,安装时应当仔细阅读装配要求,对照装配图注意元器件极性、标识方向、是否高装、分布等问题,切记不可漏装或错装。如果在安装过程中遇到没有接触过或安装正确性没有把握的元器件,可将其放置到最后,待查阅相关资料后再行安装。对于CMOS元器件,还需要进行佩戴防静电手环、防静电手套等防静电处理。为了方便元器件安装,可对照元器件清单提前将元器件按品种、规格进行简单分类。

为了确保印制电路板装配的可靠性,在元器件拆封后可借助万用表等测量工具对元器件简单进行性能检测,以防出现坏件。当然,焊点质量的好坏也将对整个产品的可靠性产生重要影响。焊点应具备足够的机械强度,且焊点内部焊料与焊件之间应润湿良好以保障可靠的电气连接。成型的焊点应焊料适中,如图5-2所示。

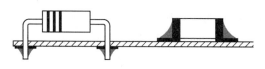

图5-2 合格焊点效果

二、手工焊接基本步骤

（一）插件焊接五步法

手工焊接插件型印制电路板时，需要用到 30 W 内热式电烙铁（含尖头烙铁头）、直径为 0.8～1.0 mm 内含助焊剂的锡丝、斜口钳等，并按照准备焊接、加热焊件、移入锡丝、移开锡丝及移出烙铁五个步骤进行（图 5-3）。

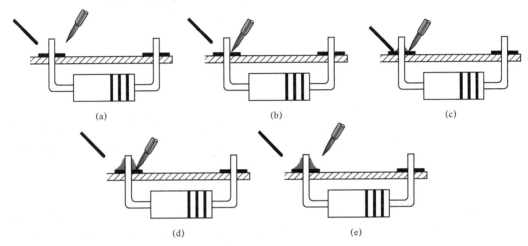

图 5-3 插件焊接五步法
(a) 准备焊接；(b) 加热焊件；(c) 移入锡丝；(d) 移开锡丝；(e) 移出烙铁

1. 准备焊接

为了保障焊接时焊件与焊锡能良好结合，在焊接前可用乙醇等清洗剂清洁焊接部位的污渍与积尘。充分预热烙铁，用湿海绵对烙铁头进行简单清洗。新烙铁首次使用时会轻微冒烟，这属于正常现象。

2. 加热焊件

将烙铁头轻触元器件引脚与焊盘连接处进行加热。加热时当确保元器件引脚与焊盘能同时受热。烙铁温度一般控制在 280～360 ℃，焊件加热时间为 1～2 s。

3. 移入锡丝

待焊件预热至适宜温度后，在烙铁头的对侧引入锡丝并加至焊接点处。熔化锡丝，在助焊剂的作用下，锡料会逐渐浸润焊接点。

4. 移开锡丝

控制锡量，待焊锡熔化一定量后以 45°方向快速移开锡丝。

5. 移出烙铁

以 45°方向快速移开烙铁，移开时应避免过于迅速或用力上挑造成锡珠溅落或锡点拉尖。

（二）贴片焊接三步法

表面贴装型印制电路板焊接，根据经验可选择刀头作为烙铁头，焊接时需要借助镊子作为辅助工具，按照焊盘上锡、元器件固定及余脚焊接三个步骤进行（图5-4）。

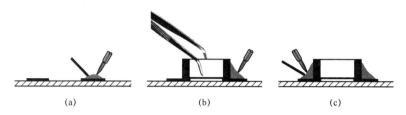

图5-4 贴片焊接三步法
（a）焊盘上锡；（b）元器件固定；（c）余脚焊接

1. 焊盘上锡

对于引脚数目较少的贴片元器件，通常选择印制电路板上该元器件所对应的其中一个焊盘进行上锡。引脚数目较多且多面分布的贴片元器件如集成电路等，则可选对面两焊盘或多个焊盘进行上锡。上锡时，锡量不宜过多以避免与邻近焊盘发生桥连。

2. 元器件固定

左手持镊子夹持元器件置于印制电路板上，微调元器件位置使其引脚精准定位于各相应焊点。右手持烙铁靠近已镀锡的焊盘，待焊锡融化后焊接该焊盘对应引脚，完成贴片元器件的固定。

3. 余脚焊接

元器件固定后，可直接松开镊子，对剩余引脚进行点焊或者拖焊。拖焊时，烙铁头不可直接触及元器件引脚根部。如出现元器件相邻引脚连锡，则可用吸锡带去除余锡。

知识拓展

> 对于工业上大面积、大批量印制电路板的组装可采用自动插件机及波峰焊机构成的自动焊接系统。元器件经自动插件机定位插装于基板，由波峰焊机通过预热、助焊剂喷涂、波峰焊等过程完成印制电路板的组装。

首次手工焊接操作者可先在废旧印制电路板上进行焊接练习，熟悉插件及贴片元器件焊接方法。待熟练后再正式进行电子产品组装，且可对焊接步骤进行相应简化。焊接时可选焊接完一个元器件再焊接下一个，或者多个元器件先均只焊接其中一种引脚再统一补焊其余引脚，但是后者容易造成漏焊，在此不是特别推荐。在焊接过程中如遇错焊，不必惊慌，可借助吸锡器在焊点加热的同时将锡吸入内腔完成元器件的拆焊，对于多引脚元器件如集成电路等用热风枪拆焊效果更佳。元器件焊接无误后，如果引脚超出焊点锡面过高则需用斜口钳进行修剪，修剪时务必小心以防不慎伤到焊点。待印制电路板全部焊接完成后，先肉眼仔细检查有无漏焊、缺焊、错焊，对怀疑的虚焊点进行补焊，最后用乙醇或洗板水进行印制电路板的清洗。

三、脑电板焊接任务实施

1. 实验目的

（1）熟悉脑电板电路焊接基本方法。

（2）熟悉手工焊接常用工具的使用。

（3）能独立完成脑电板的安装。

2. 实验器材

（1）脑电板及配套套件。

（2）电烙铁、锡丝、斜口钳、镊子、吸锡带。

（3）万用表。

3. 实验内容

根据装配图，完成脑电板的焊接。

4. 实验步骤

（1）对照元器件清单选择合适的元器件及功能部件。

（2）根据脑电图板的底板、主控板及放大电路板装配图（图 5-5～图 5-7），结合元器件安装顺序进行焊接。

（3）焊接完成后，进行焊接质量检查，重点查看有无缺件、漏焊、虚焊、搭锡及短路。

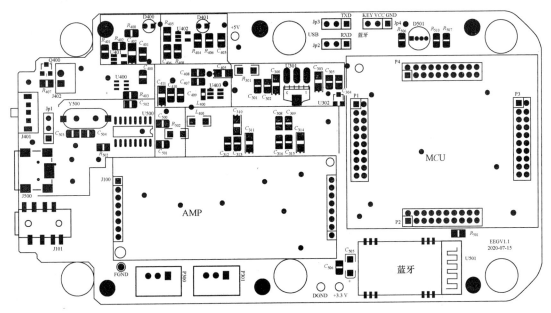

图 5-5 脑电板底板装配图

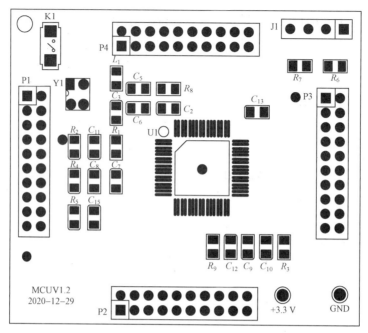

图5-6 脑电板主控板装配图

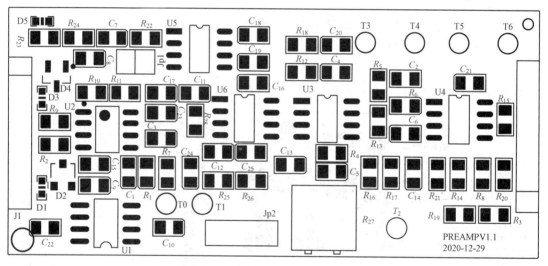

图5-7 脑电板放大电路板装配图

第二节 硬件调试

在电子产品生产中,装配完成后需要进行调试以保证电子产品性能符合要求。一般而言调试包括测试与调整两个环节,其中前者是指装配后对电路性能的测量,后者则是指在前者的基础上完成相关参数的修正。常见的调试方式主要包括分块调试与整机调试两种。分块调试是指根据原理图将电路划分为各功能模块并按信号流向顺序调试。该方法具有问题出现范围小、易于排查和解决等优点。但是对于定型产品或者本身并不能进行功能模块划分的产品而言，这种调试方法并不适用。这种情况下往往使用整机调试方式，即在全部配装完成后进行一次性调试。在这里，对脑电板采取分块调试方式，主要借助万用表以电压测量法实现电源电路模块调试及借助信号发生器、示波器以波形观察法实现放大电路模块调试等。

一、电源电路模块调试

脑电板通过+5 V 升压电路等产生稳定工作电压，保障信号处理电路、单片机等的正常运行。此外，电源电路模块还包括充电管理电路和低电量指示电路等。电源电路模块调试可仅针对底板进行。

（一）直流供电电路实验

1. 实验目的

（1）掌握直流供电电路检测方法。

（2）熟悉直流供电电路结构。

（3）了解常用仪器的使用。

2. 实验器材

（1）脑电板。

（2）直流稳压电源。

（3）万用表。

3. 实验内容

按照图 5-8，测试脑电板各供电部分是否正常。

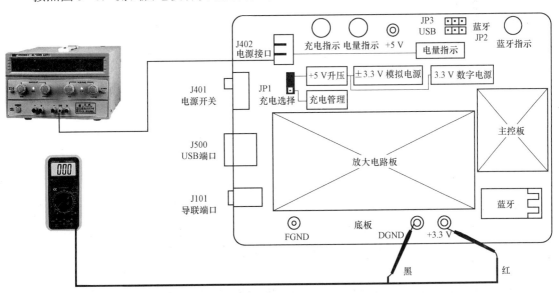

图 5-8 脑电板供电部分测试示意

4. 实验步骤

（1）调节直流稳压电源输出 3.7 V，接至脑电板 J402 端口。

（2）上拨拨动开关 J401，短路帽连接 3 针插针 JP1 处上侧两引脚，为脑电板供电。

（3）供电后，先观察是否存在异常现象，如冒烟、出现异常气味、元器件发烫等。如出现异常现象，应该立即关断电源，待排除故障后方可重新通电。

（4）如无异常，测量直流供电电路各测试点（+3.3 V、+5 V）电压，并将测量结果填入表 5–1。

表 5–1　各测试点电压测量值

测试点	+3.3 V	+5 V
电压/V		

5. 实验思考

（1）在实际实验过程中若发现 +3.3 V 数字电源、±3.3 V 模拟电源均不能正常产生，可能的故障点在哪里？

（2）在 +5 V 升压电路中场效应管起到什么作用？

（二）低电压指示电路实验

1. 实验目的

（1）掌握低电压指示电路检测方法。

（2）熟悉低电压指示电路结构。

（3）了解常用仪器的使用。

2. 实验器材

（1）便携式脑电板。

（2）直流稳压电源。

（3）万用表。

3. 实验内容

参考图 5–8，测试脑电板低电压指示是否正常工作。

4. 实验步骤

（1）调节直流稳压电源输出 3.7 V，接至脑电板底板 J402 端口。

（2）上拨拨动开关 J401，短路帽连接 3 针插针 JP1 处上侧两引脚，为脑电板供电。

（3）观察此时电量指示灯 D401 状态，完成后将直流稳压电源输出电压逐渐降低，观察指示灯变化，并记录电量指示灯由点亮到熄灭瞬间直流稳压电源输出值。

5. 实验思考

（1）试在低电压指示电路的基础上设计一款三级电池电量指示电路。

（2）电阻 R_{405} 在电路中起到什么作用？

（三）电池充电电路实验

1. 实验目的

（1）掌握电池充电电路检测方法。

（2）熟悉电池充电电路结构。

（3）了解常用仪器的使用。

2. 实验器材

（1）便携式脑电板。

（2）万用表。

（3）聚合物锂电池。

3. 实验内容

根据图 5-9，测试脑电板底板的电池充电电路是否工作正常（注意：在实验结束后将锂电池卸下）。

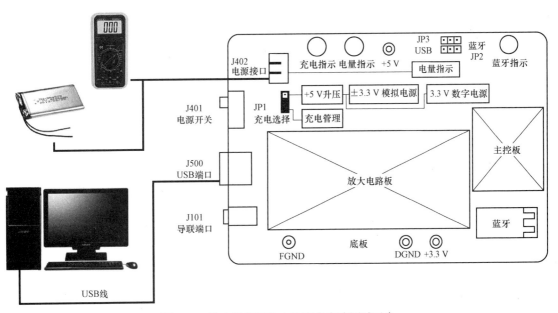

图 5-9　脑电板底板的电池充电电路测试示意

4. 实验步骤

（1）将聚合物锂电池接至脑电板底板 J402 端口。

（2）脑电板底板 J500 端口通过数据线接 USB 电源。

（3）短路帽连接 3 针插针 JP1 处下侧两引脚，系统切换为充电状态。

（4）观察充电指示灯 D400 状态，用万用表测量芯片 U401 第 5 脚电压，计算充电电流大小，判断充电所处阶段，并用万用表测量充电输出测试点芯片 U401 第 3 脚或 J402 端口电压变化。

5. 实验思考

（1）阐述充电管理芯片 U401 的具体工作过程。

（2）阐述脑电板底板的电池充电电路中，充电管理芯片的选型依据。

二、放大电路模块调试

脑电信号属于低频微弱信号，具有背景噪声强、非平稳等特性，因此，对脑电信号的有效处理至关重要。脑电信号处理部分往往包括输入保护、前置放大、滤波、主放大及电平提升等。放大电路模块调试仍直接使用稳压电源供电。

（一）前置放大器实验

1. 实验目的

（1）掌握脑电板放前置放大电器性能检测方法。

（2）熟悉脑电板放前置放大电器基本构成。

（3）了解常用仪器的使用。

2. 实验器材

（1）脑电板放大电路板。

（2）数字示波器。

（3）万用表。

（4）函数信号发生器。

（5）直流稳压电源。

3. 实验内容

根据图 5-10，测试脑电板放大电路板前置放大器差模增益及 CMRR 是否符合要求（$A_{vd}=10$，CMRR＞100 dB）。

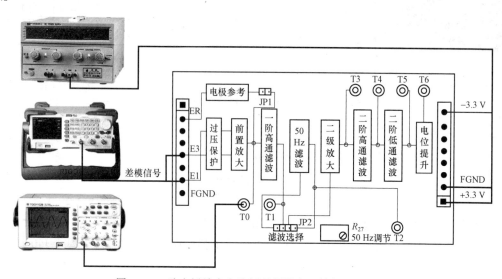

图 5-10 脑电板放大电路板前置放大器性能测试示意

4. 实验步骤

（1）调节直流稳压电源输出±3.3 V，接至放大电路板 J1 端口相应位置。

（2）在 J1 端口 5 脚和 7 脚处输入峰-峰值为 2 V、频率为 100 Hz 的纯交流正弦波共模信号，将 JP1 端口处短路帽取下，测量脑电板测试点 T0 处的电压值，并予以记录。

（3）在 J1 端口 5 脚和 7 脚处输入峰-峰值为 200 mV、频率为 100 Hz 的纯交流正弦波差模信号，测量测试点 T0 处的电压值，并予以记录。

（4）根据式（5-1），计算前置放大器的 CMRR，将实际值填入表 5-2。

$$\text{CMRR} = 20\lg \left| \frac{A_{\text{vd}}}{A_{\text{vc}}} \right| \qquad (5-1)$$

式中，A_{vd} 为差模电压放大倍数，A_{vc} 为共模电压放大倍数。

表 5-2 输入、输出信号记录

参数	输入 u_i	输出 u_o	放大倍数 A_u	CMRR
共模	2 V			
差模	200 mV			

5. 实验思考

（1）为了尽可能地增大 CMRR，对前置放大器电阻精度有何要求？

（2）脑电信号从前置放大器输出后为何没有直接输入后级放大电路？中间还需设计什么电路？

（二）50 Hz 陷波器实验

1. 实验目的

（1）掌握 50 Hz 陷波器电路检测方法。

（2）熟悉 50 Hz 陷波器电路基本构成。

（3）了解常用仪器的使用。

2. 实验器材

（1）脑电板放大电路板。

（2）数字示波器。

（3）万用表。

（4）函数信号发生器。

（5）直流稳压电源。

3. 实验内容

根据图 5-11，测试脑电板放大电路板 50 Hz 陷波器的陷波性能，并绘制幅频特性曲线。

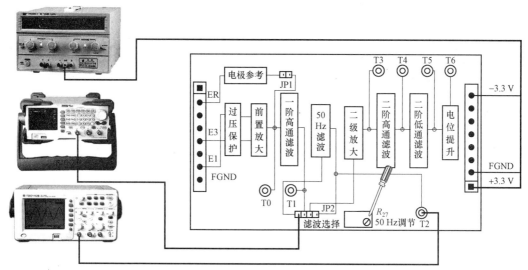

图 5-11 脑电板放大电路板 50 Hz 陷波器性能测试示意

4. 实验步骤

（1）调节直流稳压电源输出±3.3 V，接至放大电路板 J1 端口相应位置。

（2）在 JP2 端口最左侧引脚处输入峰–峰值为 200 mV、频率为 50 Hz 的纯交流正弦波信号，用示波器观察测试点 T2 处的波形，随后调节电位器 R_{27}，使该测试点处对应输出尽可能小。

（3）在 JP2 端口最左侧引脚处输入峰–峰值为 200 mV、频率为 0～100 Hz、递进 10 Hz 的纯交流正弦波信号，测量测试点 T2 处的对应输出，并填入表 5-3。

表 5-3 输入、输出信号记录

频率/Hz	0	10	20	30	40	50	60	70	80	90	100
输出/mV											
绝对增益											
相对增益											

（4）根据实际测量值，计算绝对增益和相对 0 Hz 时的相对增益，并在图 5-12 中绘制幅频特性曲线。

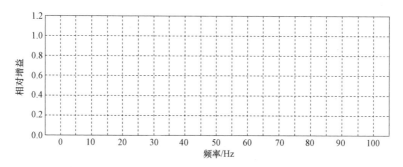

图 5-12 50 Hz 陷波器幅频特性曲线

(5)根据幅频特性曲线,判断中心频率 f_0,以及上、下限截止频率 f_H、f_L,与理论值进行比较。

(6)测试性能无误后,短路帽连接 JP2 端口最左侧两个引脚。

5. 实验思考

(1)与传统双 T 型滤波器相比,此处所用的有源双 T 型带阻滤波器有何优点?

(2)双 T 型网络的电阻、电容参数不匹配,会对信号造成什么影响?

(三)二阶高通滤波器实验

1. 实验目的

(1)掌握二阶高通滤波电路性能检测方法。

(2)熟悉二阶高通滤波电路结构。

(3)了解常用仪器的使用。

2. 实验器材

(1)脑电板放大电路板。

(2)数字示波器。

(3)万用表。

(4)函数信号发生器。

(5)直流稳压电源。

3. 实验内容

根据图 5-13,测试脑电板放大电路板二阶高通滤波器的滤波性能,并绘制幅频特性曲线。

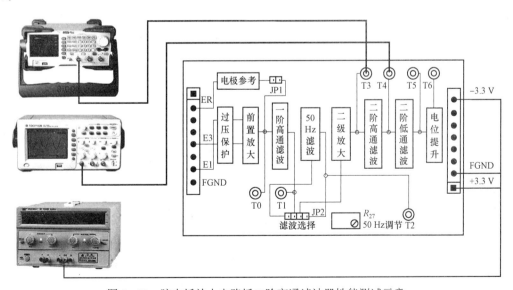

图 5-13 脑电板放大电路板二阶高通滤波器性能测试示意

4. 实验步骤

（1）调节直流稳压电源输出±3.3 V，接至放大电路板 J1 端口相应位置。

（2）在测试点 T3 处输入峰–峰值为 200 mV、频率为 0～20 Hz、以表 5–4 所示方式进行频率递进的纯交流正弦波信号，测量测试点 T4 处的对应输出，并填入表 5–4（实际操作时，可直接在 JP2 端口右数第二引脚处输入峰–峰值为 4 mV 的正弦波信号，即可在 T3 处得到要求的输入信号）。

表 5–4 输入、输出信号记录

频率/Hz	0	0.2	0.4	0.6	0.8	1	1.5	2	5	10	20
输出/mV											
绝对增益											
相对增益											

（3）根据实际测量值，计算绝对增益和 20 Hz 时的相对增益，并在图 5–14 中绘制幅频特性曲线。

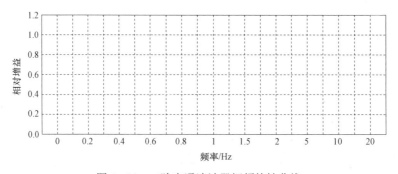

图 5–14 二阶高通滤波器幅频特性曲线

（4）根据幅频特性曲线，判断通带增益 A_{up}、截止频率 f_c，并与理论值进行比较。

5. 实验思考

（1）相较无源滤波器，有源滤波器有哪些优点？

（2）高通滤波器出现问题，对脑电信号的处理会产生什么影响？

（四）二阶低通滤波器实验

1. 实验目的

（1）掌握便携式脑电图仪低通滤波电路性能检测方法。

（2）熟悉二阶低通滤波电路结构。

（3）了解常用仪器的使用。

2. 实验器材

（1）脑电板放大电路板。

（2）数字示波器。

(3) 万用表。
(4) 函数信号发生器。
(5) 直流稳压电源。

3. 实验内容

可参考图 5-13，测试脑电板放大电路板二阶低通滤波器的滤波性能，并绘制幅频特性曲线。

4. 实验步骤

(1) 调节直流稳压电源输出±3.3 V，接至放大电路板 J1 端口相应位置。

(2) 在测试点 T4 处输入峰–峰值为 400 mV、频率为 0～100 Hz、递进 10 Hz 的纯交流正弦波信号，测量测试点 T5 处的对应输出，并填入表 5-5（实际操作时，可直接在 JP2 端口右数第二引脚处输入峰–峰值为 4 mV 的正弦波信号，即可在 T4 处得到要求的输入信号）。

表 5-5 输入、输出信号记录

频率/Hz	0	10	20	30	40	50	60	70	80	90	100
输出/V											
绝对增益											
相对增益											

(3) 根据实际测量值，计算绝对增益和相对 0 Hz 时的相对增益，并在图 5-15 中绘制幅频特性曲线。

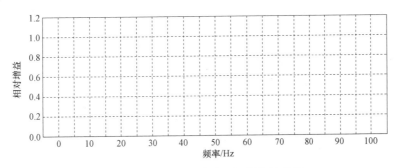

图 5-15 二阶低通滤波器幅频特性曲线

(4) 根据幅频特性曲线，判断通带增益 A_{up}、截止频率 f_c，并与理论值进行比较。

5. 实验思考

(1) 试设计一款无限增益多路反馈二阶低通滤波器。

(2) 低通滤波器出现问题，对脑电信号的处理会产生什么影响？

（五）电平提升电路实验

1. 实验目的

(1) 掌握电平提升电路检测方法。

(2) 熟悉电平提升电路结构。

(3) 了解常用仪器的使用。

2. 实验器材

(1) 脑电板放大电路板。

(2) 数字示波器。

(3) 万用表。

(4) 函数信号发生器。

(5) 直流稳压电源。

3. 实验内容

测试脑电板放大电路板电平提升电路,并绘制输入、输出信号波形。

4. 实验步骤

(1) 调节直流稳压电源输出±3.3 V,接至放大电路板 J1 端口相应位置。

(2) 在测试点 T5 处输入峰–峰值为 4 V、频率为 10 Hz 的正弦波信号,用双踪示波器观测测试点 T5、T6 处的波形,并在图 5–16 中予以绘制(实际操作时,可直接在 JP2 端口右数第二引脚处输入峰–峰值为 4 mV、频率为 10 Hz 的正弦波信号,即可在 T5 处得到要求的输入信号)。

(3) 根据输入、输出波形,判断提升电平数值,与理论值进行比较。

(4) 测试电平提升性能无误后,短路帽连接 JP2 端口处最右侧的两个引脚。

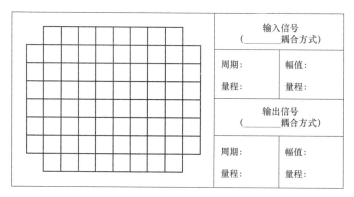

图 5–16 输入、输出信号波形

5. 实验思考

(1) 在模数转换前,为什么要对脑电信号进行电平提升处理?

(2) 在实验过程中,若发现输出信号相比输入信号有一定电平提升效果,但不符合预期值,问题可能出现在哪里?

三、蓝牙模块调试

1. 实验目的

(1) 掌握蓝牙模块调试方法。

(2) 了解蓝牙相关技术知识。

2. 实验器材

(1) USB-TTL 转换器。

(2) 带底板 HC-05 蓝牙模块。

(3) PC。

(4) 串口调试助手。

(5) 杜邦线。

(6) 便携式脑电图仪。

3. 实验内容

根据图 5-17，完成 HC-05 蓝牙模块通信参数、设备名称、密码的设置，实现数据通信。

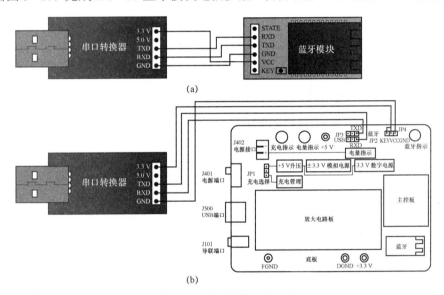

图 5-17 蓝牙模块调试示意

(a) 转换器与带底板蓝牙模块连接；(b) 转换器与便携式脑电图仪连接

4. 实验步骤

(1) 用杜邦线连接 USB-TTL 转换器与带底板 HC-05 蓝牙模块（下称蓝牙 A 模块、便携式脑电图仪）。

(2) 按住蓝牙 A 模块微动开关，将 USB-TTL 转换器与 PC 连接。待蓝牙 A 模块上的 LED 指示灯每隔 2s 闪烁一次，即进入 AT 指令模式。便携式脑电板蓝牙模块（下称蓝牙 B 模块）待通过 USB-TTL 转换器与 PC 连接后即进入 AT 指令模式。

(3) 打开两个串口调试助手，一个打开蓝牙 A 模块 COM 口，一个打开蓝牙 B 模块 COM 口。分别测试两蓝牙模块通信并设置通信参数，其中波特率为 57 600 bit/s，数据位为 8 位，停止位为 1 位，无校验位。

(4) 修改蓝牙模块名称及密码，设置蓝牙 A 模块名称为"Bluetooth"，蓝牙 B 模块名称为"JRK-EEGxx"，其中"xx"为学号后两位，设置蓝牙模块密码均为 1234。

（5）设置蓝牙 A 模块为主机模式，设置蓝牙 B 模块为从机模式。

（6）设置蓝牙 A 模块为指定蓝牙地址连接模式后，按照图 5-18 所示操作查询蓝牙 B 模块地址，然后将蓝牙 A 模块绑定蓝牙 B 地址（图 5-19）。

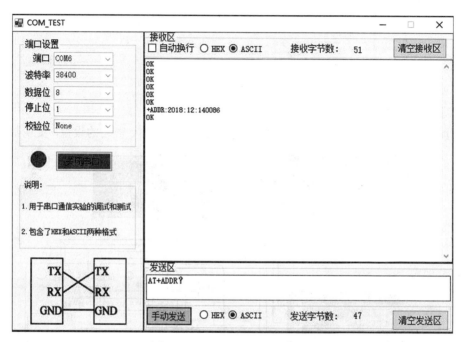

图 5-18　查询蓝牙 B 模块地址

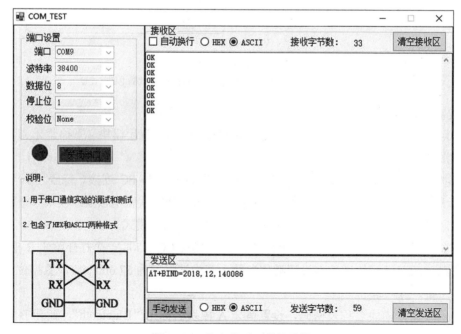

图 5-19　绑定蓝牙 B 模块地址

（7）配置结束后，通过查询确认配置是否成功（图 5-20）。

（8）配置无误后，两个蓝牙模块重新上电即进入通信工作模式，自动完成配对。

（9）两个串口调试助手在设置波特率为 57 600 bit/s 后，便可实现数据互传。

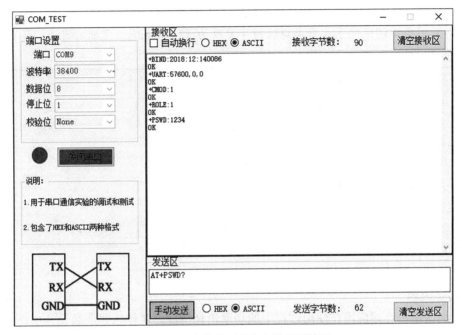

图 5-20　查询蓝牙模块参数配置情况

（10）蓝牙模块调试完成后，断开便携式脑电板与 USB-TTL 转换器的连接，将便携式脑电板通信连接端口 JP2，JP3 处跳线帽连接至蓝牙端，便携式脑电板正常供电后，此时蓝牙 B 模块会自动连接工作模式。若 PC 配置有蓝牙，则可直接打开 PC 蓝牙，搜索蓝牙设备"JRK-EEGxx"，连接配对后可在上位机界面看到相关脑电数据。若 PC 未配置蓝牙，可直接使用蓝牙 A 模块自动完成配对，并将上位机串口号设置蓝牙 A 模块串口号。

5. 实验思考

（1）蓝牙模块如何通过 MCU 进行通信参数设置？

（2）蓝牙技术在无线通信中有哪些优势？

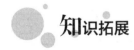

蓝牙模块调试还可采用 MCU 配置方法，具体如下。

（1）将便携式脑电板通信连接端口 JP2，JP3 处跳线帽连接至串口转 USB 端，miniUSB 线连接 PC，打开串口调试助手，选择对应串口号，设置串口波特率为 57 600 bit/s，数据位为 8 位，停止位为 1 位，无校验位，"ASCII"发送命令"ZSet|B9600|B9600|HC_01$"完成便携式脑电板串口波特率设置。

（2）在不断电的情况下，将便携式脑电板通信连接端口 JP2，JP3 处跳线帽连接至蓝牙端，PC 蓝牙配对连接，打开串口调试助手，选择对应串口号，设置串口波特率为 9 600 bit/s，数据位为 8 位，停止位为 1 位，无校验位，"ASCII"发送命令"ZSet|B9600|B57600|HC_01$"（注：HC-01 蓝牙模块名称按需设置）完成蓝牙波特率和设备名设置。

（3）关闭串口调试助手，将串口波特率更改为 57 600 bit/s，重新打开串口调试助手，设备蓝牙通信功能即可正常工作。

四、便携式脑电图仪功耗测试

1. 实验目的

（1）掌握便携式脑电图仪功耗检测方法。

（2）了解常用仪器的使用。

2. 实验器材

（1）便携式脑电图仪。

（2）直流稳压电源。

（3）万用表。

3. 实验内容

功耗测试是指终端应用在使用过程中的功率消耗情况。在便携式产品设计中，低功耗设计尤为重要。根据图 5-21，将放大电路及主控板连接至底板，测试便携式脑电图仪在蓝牙工作与不工作状态下的功率消耗情况。

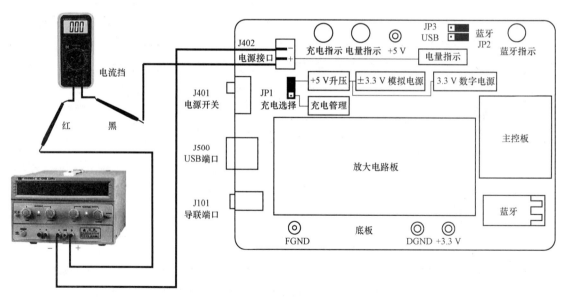

图 5-21 便携式脑电图仪功耗测试示意

4. 实验步骤

（1）调节直流稳压电源输出 3.7 V。

(2) 将万用表电流挡串联在直流稳压电源与便携式脑电板之间。

(3) 上拨拨动开关 J401，短路帽连接 3 针插针 JP1 处上侧两引脚，为便携式脑电板供电。

(4) 3 针插针 JP2，JP3 不用短路帽，即蓝牙处于不工作状态。根据电源电压与万用表电流显示值计算该状态下便携式脑电图仪功耗，参考式（5-2）。

(5) 3 针插针 JP2，JP3 右侧两引脚用短路帽连接，即蓝牙处于收发数据状态。根据电源电压与万用表电流显示值计算该状态下便携式脑电图仪功耗。

$$P = V_i \cdot I_i \tag{5-2}$$

式中，V_i 为便携式脑电板输入电压；I_i 为输入电流。

5. 实验思考

(1) 降低产品功耗的方法通常有哪些？

(2) 本款便携式脑电图仪在哪些方面做了低功耗设计？

第三节 硬 件 操 作

一、硬件系统介绍

该便携式脑电图仪主要由脑电头带、脑电板、聚合物锂电池和外壳包装所构成。其中脑电板又分为底板、主控板及放大电路板 3 块板。通过主控板和底板上 P1，P2，P3，P4 四个端口对应连接，可实现这两块板的连接。通过放大电路板 J1 端口与底板 J100 端口连接，可实现放大电路板与底板的连接。脑电板实物如图 5-22 所示。

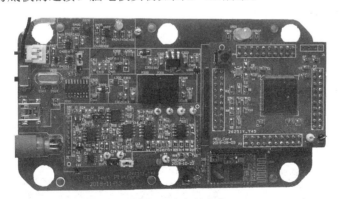

图 5-22 脑电板实物

此外脑电板还有其他 4 个接口，分别是脑电电极端口 J101、USB 端口 J500、电源端口 J402 和 SWD 下载端口 J1。通过这些端口可实现脑电信号的采集、数据的传送、程序的烧录等。所采集到的脑电信号通过放大模块及主控制器进行处理，通过蓝牙模块可传输数据至上位机软件界面进行显示。此外，在脑电生理参数测量板上设计有测试点和调整点，具体内容见表 5-6。

表 5-6　脑电生理参数测量板所包含的信号处理关键节点

测试点名称	所在区域	功能说明
T0	放大电路板	前置差分放大信号测试点
T1	放大电路板	一阶高通滤波器信号测试点
T2	放大电路板	50 Hz 陷波器信号测试点
T3	放大电路板	二级放大信号测试点
T4	放大电路板	二阶高通滤波器信号测试点
T5	放大电路板	二阶低通滤波器信号测试点
R_{27}	放大电路板	50 Hz 陷波器参数调整点
T6	放大电路板	电平提升电路信号测试点
+3.3 V	底板	+3.3 V 电源信号测试点
+5 V	底板	+5 V 电源信号测试点
DGND	底板	数字地
FGND	底板	模拟地

二、硬件功能操作

（一）脑电板供电

脑电板主要由标称电压为 3.7 V、额定容量为 2 400 mAh 的聚合物锂电池供电。具体通过聚合物锂电池上的 2 针排线端子与测量板上的 J402 端口对接来实现（图 5-23）。拨动开关 J401 为电源开关，上拨代表打开电源，下拨代表关闭电源。

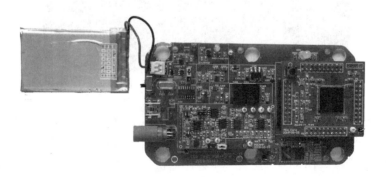

图 5-23　脑电板供电

（二）脑电测量

将脑电头带上的导联线插头凸面对准脑电板 J101 端口上的屏蔽线插孔凹槽并插入（图 5-24）。佩戴脑电头带时，应注意将干电极置于前额部，调整脑电头带的松紧度使干电极较好地贴合前额。完成系统配置后，直接进行脑电数据采集，并于相关软件界面进行显示。关于软件方面的具体操作将在第 6 章中进行讲述。

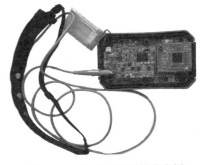

图 5-24 脑电电极连接脑电板

学习小结

一、学习内容

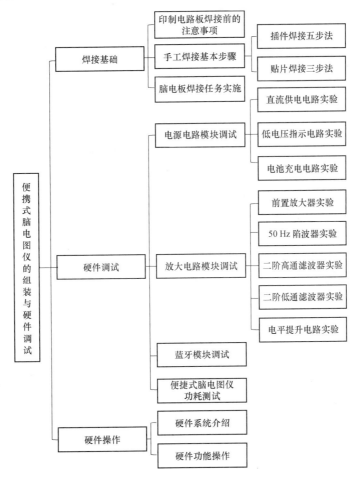

二、学习方法体会

（1）对便携式脑电图仪组装的掌握需要从焊接基础知识入手，主要熟悉印制电路板焊接工艺要求和手工焊接操作的基本步骤。

（2）学会正确使用电烙铁及掌握安全操作规程和注意事项，保障便携式脑电图仪产品的质量。

（3）便携式脑电图仪的调试可采取分块调试方式，便携式脑电图仪的硬件电路可分为电源供电模块、放大电路模块、主控模块及通信模块等部分，对于各模块的调试可按照硬件实验设计内容进行。

目标检测

一、选择题

1. 印制电路板元器件插装前需要对元器件进行（　　）处理。

   A. 引脚整形　　　　　　　　　　B. 焊盘预热

   C. 涂助焊剂　　　　　　　　　　D. 烙铁上锡

2. 下列关于元器件安装原则的描述中错误的是（　　）。

   A. 元器件安装时需遵循先小后大的原则

   B. 元器件安装时需遵循先高后低的原则

   C. 元器件安装时需遵循先轻后重的原则

   D. 元器件安装时需遵循先一般元器件后特殊元器件的原则

3. 下列关于插件焊接五步法的描述中错误的是（　　）。

   A. 焊接前可不进行焊接部位污渍和积尘的清洗

   B. 加热焊件时需注意让元器件引脚与焊盘同时受热

   C. 移开烙铁时应避免过于迅速或用力上挑

   D. 加锡时不宜直接加至烙铁头

二、简答题

1. 试描述插件与贴片在焊接方法上的不同。

2. 电子产品组装完成后如何进行性能方面的调试？

第 6 章

便携式脑电图仪信号的检测与分析

 学习目标

● 学习目的

通过上位机软件、STM32 编程环境的安装配置，上位机软件脑电信号分析及单片机与上位机通信实现的学习，熟悉其基本操作，为学生学习本专业及其他专业知识和岗位职业技能的培养奠定必要的条件。

● 知识要求

（1）了解上位机软件及其功能。
（2）了解 STM32 编程环境的安装、配置及下载方式。
（3）熟悉上位机软件脑电信号的分析方法。
（4）掌握 STM32 与上位机软件通信的实现方法。

● 能力要求

（1）熟练掌握上位机软件的配置与安装。
（2）学会脑电信号分析方法。
（3）能够自己实现 STM32 与上位机软件的通信。

第一节　上位机软件操作

在脑电信号的采集与处理系统中，数据的处理可以使用 MATLAB 等功能强大的软件，但这类现有的数据处理软件并不能对其下位机采集模块进行直接控制，因此，需要针对特定的数据采集系统编写对应的上位机软件。上位机软件是针对上述目的设计与编写的，是整个数据采集系统的控制前端和数据存储及处理中心。控制功能主要包括控制下位机采集的开始与终止、采集的频率等，数据处理功能主要包括绘制波形图、将数据显示于列表、将数据存储于文件，其中将数据存储于文件将便于使用现有的数据处理软件对数据进行一些数值算法处理，以达到科学研究、结论验证等目的。

一、系统配置

该便携式脑电图仪通过蓝牙实现数据的传输，在脑电数据采集显示前可先完成蓝牙配对。以不带蓝牙的 PC 为例，将设置过的蓝牙主模块与 USB-TTL 转换器相连后插入 PC 的 USB 端口。可用鼠标右键单击"计算机"图片，选择"管理"命令，打开"设备管理器"界面，通过端口进行查询，如图 6-1 所示。

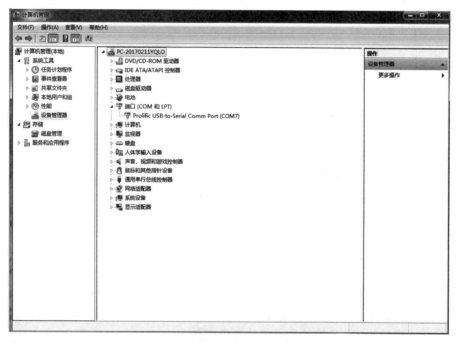

图 6-1 "设备管理器"端口查询

便携式脑电图仪上电，此时电路板上经前期设置过的蓝牙从模块进入常规工作模式，自动与蓝牙主模块完成配对。

二、软件操作

双击安装便携式脑电测试软件，单击"接受"按钮后单击"下一步"按钮选择安装路径并开始安装。安装完成后会自动运行程序软件。

实时脑电监测界面（图 6-2）可划分为"串口设置"、"滤波设置"、按键操作、"原始波形"及"结果显示"5 个区域。其中串口设置区域用于串口设置，串口号设置为"设备管理器"所显示的对应端口号。在右上角"选择串口"下拉列表中选择对应的串口（COM 号），波特率、数据位、停止位为固定参数（已设置好）。在"波特率"下拉列表中选择"115 200"选项，在"数据位"下拉列表中选择"8"选项，在"停止位"下拉列表中选择"1"选项。

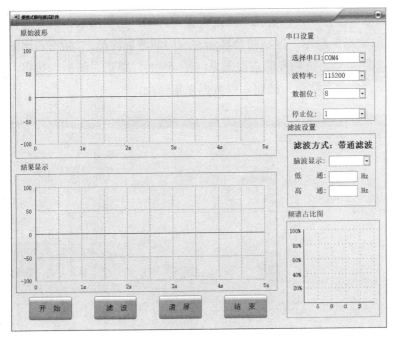

图 6-2 实时脑电监测界面

脑电滤波方式为带通滤波，软件可设置低通及高通截止频率，脑波显示可选择α（8～13 Hz）、β（14～30 Hz）、θ（4～7 Hz）、δ（1～3 Hz）其中之一。设置完成后，单击软件界面左下角的"开始"按钮，将会有波形在"原始波形"区域进行绘制，这是未经滤波处理的直接采集的原始数据，如图 6-3 所示。

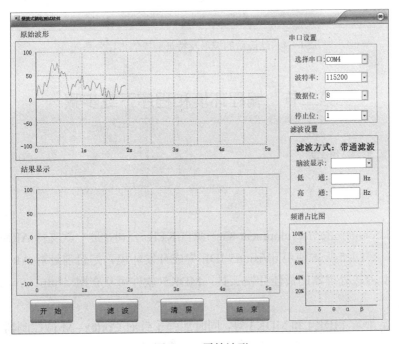

图 6-3 原始波形

采集到原始脑电数据后,在右侧"滤波设置"区域,按照需求,自行选择滤波范围,单击"滤波"按钮,"结果显示"区域将会显示对应的滤波后波形,"频谱占比图"区域会显示对应的柱状图,即 4 个特征频段的占比关系(图 6-4)。单击"清屏"按钮,所有的波形和柱状图都会清空;单击"结束"按钮,则数据采集结束。

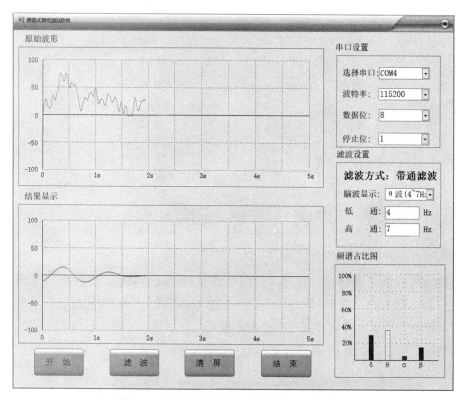

图 6-4 滤波后的波形及特征频段的占比关系

第二节 编程环境和程序下载步骤

一、MDK 编程环境

(一) MDK 简介

MDK(Microcontroller Development Kit)源自 KEIL 公司,是一款支持 ARM 微控制器的集成开发环境。MDK5 版本使用 uVision5 IDE 集成开发环境,是目前针对 ARM 处理器,尤其是 Cortex M 内核处理器的最佳开发工具。MDK5 软件可从官网(http://www2.keil.com/mdk5)下载。

MDK5 向后兼容 MDK4 和 MDK3 等,同时加强了针对 Cortex-M 微控制器开发的支持,并且对传统的开发模式和界面进行升级。以往的 MDK 把所有组件包含到一个安装包中,显得十分"笨重"。MDK5 则不一样，MDK Core 是一个独立的安装包，它并不包含器件支持、设备驱动、CMSIS 等组件。为此，在 MDK5 安装完成后，要让 MDK5 支持 STM32F4 的开发，还要安装 STM32F4 的器件支持包。

（二）新建 MDK5 工程

1. 新建工程

打开 MDK5 软件，然后选择"Project"→"New uVision Project"选项，如图 6-5 所示。

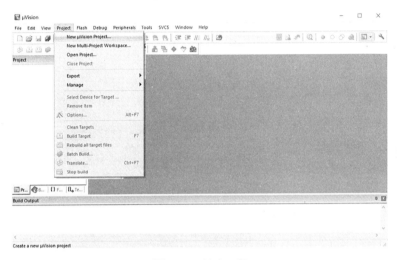

图 6-5　新建工程

2. 设置工程名和保存路径

在弹出的对话框中设置工程的文件名和保存路径。

在桌面新建一个"TEST"文件夹，然后在"TEST"文件夹中新建"USER"文件夹，将工程名设为"test"，保存在"USER"文件夹中，如图 6-6 所示。

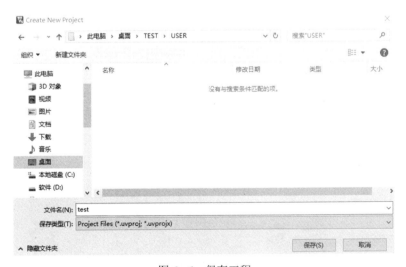

图 6-6　保存工程

3. 选择器件

设置好工程名和保存路径后，会弹出选择器件的对话框。

在选择器件之前，一定要确保已经安装了对应的器件支持包。如果没有安装，可从官网下载。

本书配套便携式脑电仪电路板使用的芯片型号是 STM32F401RCT6。因此，选择"STMicroelectronics"→"STM32F4 Series"→"STM32F401"→"STM32F401RCTx"选项，如图6-7所示。

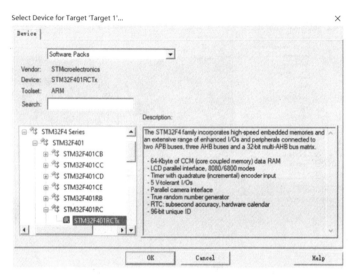

图6-7 器件选择界面

4. 构建开发环境

芯片型号选定以后，单击"OK"按钮，会弹出"Manage Run-Time Environment"对话框，如图6-8所示。

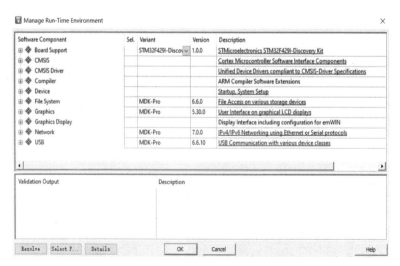

图6-8 "Manage Run-Time Environment"对话框

这是 MDK5 新增的一个功能，在该对话框中可以添加需要的组件，从而方便构建开发环境。这里不做介绍，直接单击 "Cancel" 按钮。

5. 工程初步建立完成

至此，工程初步建立完成，如图 6-9 所示。

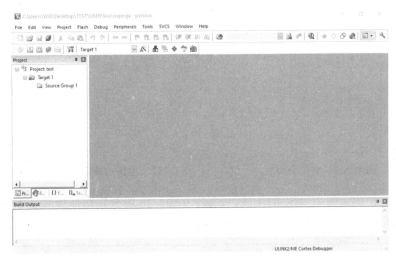

图 6-9　工程初步建立完成界面

二、程序下载步骤

可以通过串口、JTAG、SWD 等多种方式为 STM32F4 下载代码。串口方式最简单经济，但是串口只能下载代码，不能实时跟踪调试。利用调式工具 JLINK 可以实时跟踪程序。JLINK 支持 JTAG 和 SWD 两种方式。JTAG 方式占用的 I/O 端口较多，如果这些 I/O 端口被外设用到，可能造成部分外设无法使用，同时 JTAG 方式占用的印刷电路板面积也较大。SWD 方式占用的 I/O 端口很少，结构简单，需要的印刷电路板面积也相应较小，并且在高速模式下，SWD 方式比 JTAG 方式更可靠。这里选择 SWD 方式。

（一）硬件连接

JLINK 一端通过 USB 端口与上位机相连，另一端与便携式脑电仪的电路板相连。便携式脑电仪电路板的实物如图 6-10 所示，烧写端口是位于右上角的 J1 端口。

图 6-11 所示是 JLINK 的 20 针引脚图，连接时将会用到 1 脚 VCC、7 脚 SWDIO、9 脚 SWCLK 和任意一个地（GND）。

图 6-12 所示是便携式脑电仪电路板的 SWD 模块原理示意，对应实物板上的 J1 端口，其 1 脚接 3.3 V 电源，2 脚为 JTMS/SWDIO

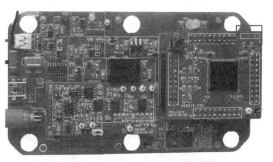

图 6-10　便携式脑电仪电路板实物

引脚，3 脚为 JTCK/SWCLK 引脚，4 脚接地。

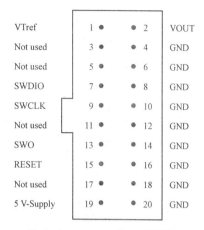

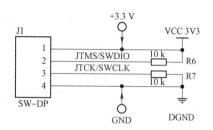

图 6-11　JLINK 的 20 针引脚　　　图 6-12　便携式脑电仪电路板 SWD 模块原理示意

具体连接方法为：将 JLINK 的 1 脚、7 脚、9 脚、20 脚分别与便捷式脑电仪电路板上 J1 端口的 1 脚、2 脚、3 脚、4 脚相连。如果电路板由 3.3 V 电源供电，那么 J1 端口的 1 脚可以不接。

（二）软件配置

1. 新建工程

双击打开 J-Flash 软件，弹出"Welcome to J-Flash"对话框，如图 6-13 所示。单击"Create a new project"单选框，单击"Start J-Flash"按钮，弹出"Create New Project"对话框，如图 6-14 所示。

在"Create New Project"对话框中，选择 SWD 下载方式，单击"OK"按钮，关闭对话框。

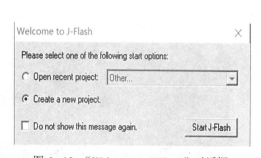

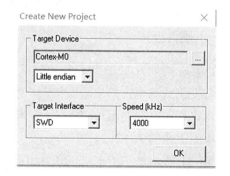

图 6-13　"Welcome to J-Flash"对话框　　　图 6-14　"Create New Project"对话框

2. 参数设置

选择"Options"→"Project settings"选项，如图 6-15 所示。

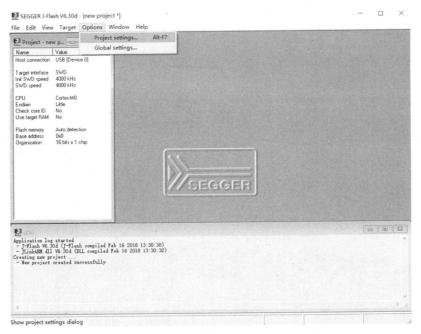

图 6-15　参数设置

在弹出的"Project settings"窗口中设置"General"选项卡。在"Connection to J-Link"区域选择 USB 连接模式,如图 6-16 所示。

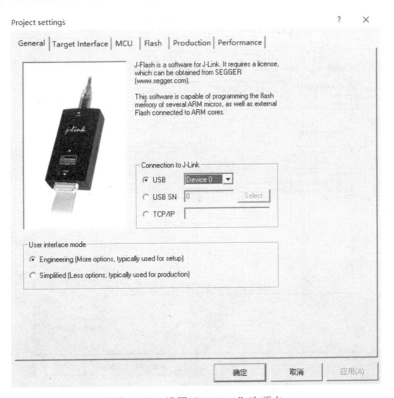

图 6-16　设置"General"选项卡

设置"Target interface"选项卡,选择 SWD 下载方式,如图 6-17 所示。

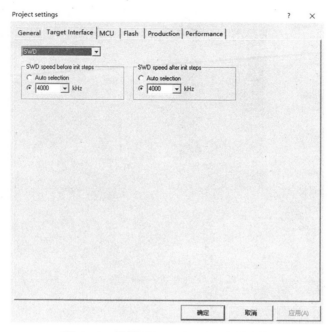

图 6-17 设置"Target interface"选项卡

在"MCU"选项卡中单击"Device"右侧的 按钮(图 6-18),弹出"Select device"对话框(图 6-19),选择目标芯片类型为 STM32F401RC。

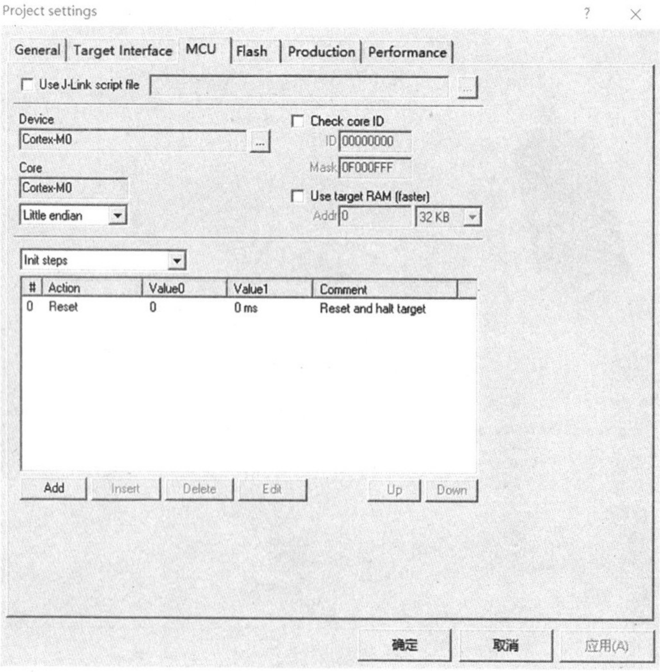

图 6-18 设置"MCU"选项卡

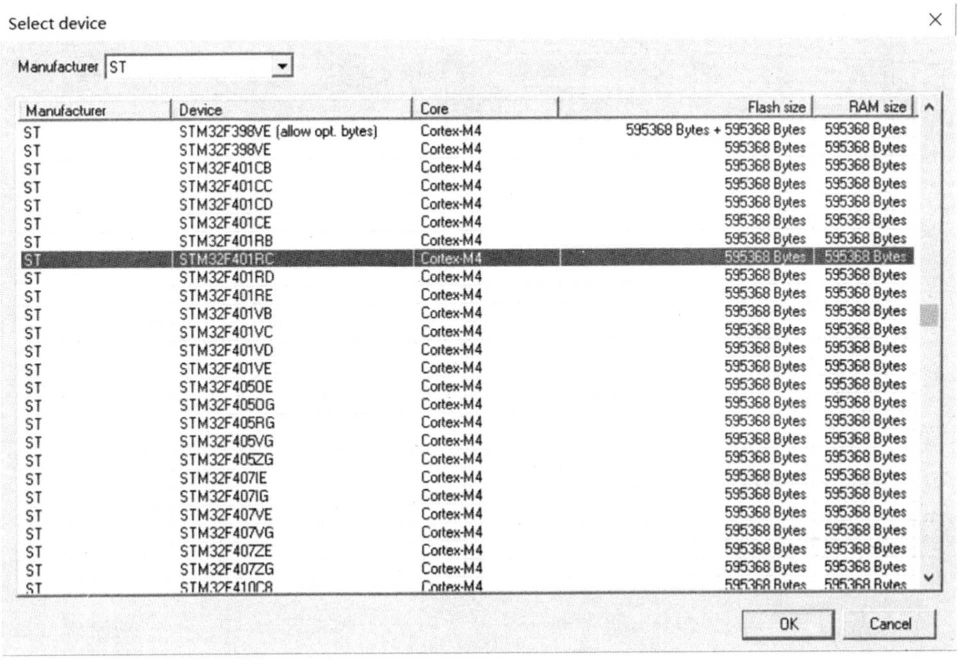

图 6-19 "Select device"对话框

"Flash"选项卡、"Production"选项卡和"Performance"选项卡一般使用默认配置。

3. 配置完成

在所有设置完成后，先单击"应用"按钮，再单击"确定"按钮，退出"Project settings"窗口。此时，界面左侧的状态栏会显示下载方式、芯片型号等信息，如图 6-20 所示。

（三）程序下载

1. 导入 HEX 文件

选择"File"→"Open data file"命令，选择要烧录的便携式脑电仪文件（.hex），导入完成后如图 6-21 所示。

2. 完成连接

选择"Target"→"Connect"命令，完成 JLINK 和便携式脑电仪电路板的连接（连接前确保已安装 JLINK 驱动）。如果连接成功，界面下方 LOG 框中会提示"Connected successfully"字样。如果连接不成功，可在 LOG 框中查看失败信息，确认错误来源（一般需要检查硬件连接通路及供电情况）。

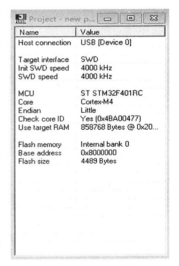

图 6-20 项目状态栏

3. 完成下载

待连接成功后，选择"Target"→"Production programming"命令，完成程序自动下载。

烧写完成后，会弹出程序下载成功对话框（图 6-22）。在弹出的对话框中单击"确定"按钮，程序下载完成。此时，若蓝牙指示灯正常闪烁，则表明程序下载成功。

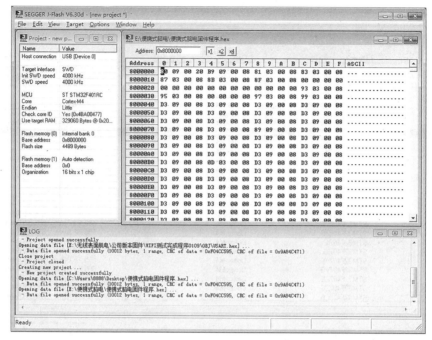

图 6-21　HEX 文件导入完成

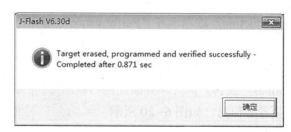

图 6-22　程序下载成功对话框

第三节　基于 C 语言的单片机与上位机软件通信的实现

一、上位机串口通信功能

串行接口技术简单成熟、可靠性高、价格低，适用于各种软、硬件环境，广泛应用于数字化医疗仪器之中。在 Visual Studio.NET 中一般采用 2 种方法编写串口通信程序：第一种方法是采用微软公司在.NET 中推出的一个串口控件 SerialPort，可以方便地实现所需要串口通信的多种功能；第二种方法是用 API 函数进行串口通信，虽然难度高，但也可以方便地实现需要的各种功能。本书配套仪器通过蓝牙串口通信，实际上上位机的通信方式就是与蓝牙虚拟串口通信，这里介绍用第一种方法实现通信。

在.NET 平台下熟练使用 SerialPort 控件，可以很好地开发出串口通信类程序，SerialPort 控件位于工具箱组件栏中（图 6-23），使用时可将其添加到窗体上。

串口的一些参数可以通过 SerialPort 控件的"属性"窗口设置，如常用的串口号、波特率、数据位、停止位和校验位，如图 6-24 所示。

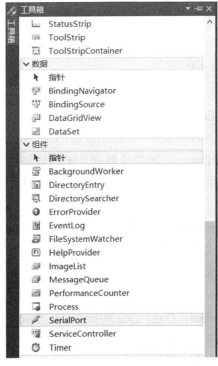

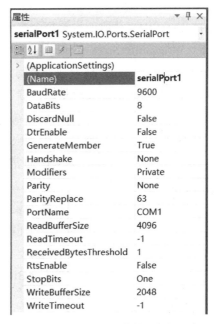

图 6-23　工具箱组件栏中的 SerialPort 控件　　图 6-24　SerialPort 控件的"属性"窗口

（一）SerialPort 控件的常用属性

（1）BaudRate：获取或设置串行波特率。

（2）DataBits：获取或设置每个字节的标准数据位长度。

（3）DiscardNull：获取或设置一个值，该值指示 Null 字节在端口和接收缓冲区之间传输时是否被忽略。

（4）DtrEnable：获取或设置一个值，该值在串行通信过程中启用数据终端就绪（DTR）信号。

（5）GenerateMember：是否生成当前控件的类变量，为 Boolean 型变量。

（6）Modifiers：继承属性控制，其枚举值为 Public，Protected，Protected Friend，Friend，Private。

（7）Parity：获取或设置奇偶校验检查协议，其枚举值为 None，Odd，Even，Mark，Space。

（8）ParityReplace：获取或设置一个字节，该字节在发生奇偶校验错误时替换数据流中的无效字节，其值为字符的 ASCII 码。

（9）PortName：获取或设置通信端口，包括但不限于所有可用的 COM 端口。

（10）ReadBufferSize：获取或设置 SerialPort 输入缓冲区的大小。

（11）ReadTimeout：获取或设置读取操作未完成时发生超时之前的毫秒数。

（12）ReceivedBytesThreshold：获取或设置 DataReceived 事件发生前内部输入缓冲区中的字节数，接收缓冲区中接收到一个字符，就产生一次 DataReceived 事件。

（13）RtsEnable：获取或设置一个值，该值指示在串行通信中是否启用请求发送（RTS）信号，为 Boolean 型变量。

（14）StopBits：获取或设置每个字节的标准停止位数。

（15）WriteBufferSize：获取或设置串行端口输出缓冲区的大小。

（16）WriteTimeout：获取或设置写入操作未完成时发生超时之前的毫秒数。

串口通信最常用的参数就是通信端口号及通信格式（波特率、数据位、停止位和校验位），通信端口号［PortName］属性获取或设置通信端口，包括但不限于所有可用的 COM 端口，该属性返回类型为 String。在通常情况下，［PortName］正常返回的值为 COM1，COM2……。［BaudRate］、［Parity］、［DataBits］、［StopBits］属性设置通信格式中的波特率、校验位、数据位和停止位，其中［Parity］和［StopBits］分别是枚举类型 Parity，StopBits。Parity 枚举了 Odd（奇），Even（偶），Mark，None，Space；StopBits 枚举了 None，One，One Point Five，Two。

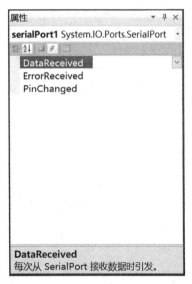

图 6-25 SerialPort 控件的事件属性

（二）串口的打开和关闭

一般会在窗体上添加一个按钮用于打开和关闭串口，双击添加的按钮进入点击按钮事件，可在程序中编写打开和关闭串口的程序（图 6-25）。

SerialPort 调用类的 Open()和 Close()来打开和关闭串口。

```
private void button_Start_Click(object sender, EventArgs e)
{
    if (!SerialPort_Flag)
    {
        Serial1.PortName = "COM4";   //将串口号设为 COM4
        Serial1.Open();//打开串口
    }
    else
    {
        Serial1.Close();   //关闭串口
    }
    SerialPort_Flag = !SerialPort_Flag;
}
```

（三）SerialPort 控件的事件

（1）DataReceived 事件。SerialPort 控件中的 DataReceived 事件对接收到的数据进行处理，是 SerialPort 控件中最主要的事件。

DataReceived 事件在接收［ReceivedBytesThreshold］设置的字符个数并将其放入输入缓冲区时被触发。

数据接收的设计方法比较重要，采用轮询的方法比较浪费时间，建议采用 DataReceived 事件触发的方法，合理地设置 ReceivedBytesThreshold 的值，若接收的是定长的数据，则将 ReceivedBytesThreshold 设置为接收数据的长度。选择 SerialPort 控件的事件属性，双击 "DataReceived" 栏，进入数据接收处理程序，程序里需要添加协议解析的功能。

```
private void serialPort1_DataReceived(object sender,System.IO.Ports.SerialDataReceivedEventArgs e)
{
    //获取字节长度
    int n= serialPort1. BytesToRead;
    //创建字节数组
    Byte[] buffer = new byte[n];
    //读取缓冲区的数据到数组 buffer 中
    serialPort1.Read(buffer, 0, n);
    //将读到的数据放入列表 Databuffer
    Databuffer.AddRange(buffer);
    //协议解析
    for (int i = 0; i < Databuffer.Count; i++)
    {
      if (i + 8 > Databuffer.Count)//协议约定 1 帧至少有 8 个字节,如不满 8 个,则继续接收
        break;
      if (Databuffer[i] == 0xa5 &&         //判断是否为帧头第一个字节 0xa5
         Databuffer[i + 1] == 0x5a &&      //判断是否为帧头第二个字节 0x5a
         Databuffer[i + 2] == 0x40 &&      //判定命令是否为 0x40
       ((Databuffer[i + 7] & 0xff) == ((~(((Databuffer[i + 3] & 0xff) + (Databuffer[i + 4] & 0xff)
         + (Databuffer[i + 5]) & 0xff) + (Databuffer[i + 6]) & 0xff)) & 0xff)))    //判定校验和
      {
          Bytedata1 = (Int16)(((Databuffer[i + 3] << 8)) | Databuffer[i + 4]);
          Bytedata2 = (Int16)(((Databuffer[i + 5] << 8)) | Databuffer[i + 6]);
          //取出有效数据，因为 ADC 为 12 位，所以高位字节需要左移 8 位再加上低位字
          //节，后面将对采集的两个数据进行处理，如绘图
      }
  }
}
```

（2）ErrorReceived 事件。表示处理 SerialPort 对象的错误事件的方法。

（3）PinChanged 事件。表示将处理 SerialPort 对象的串行引脚更改事件的方法。

（四）SerialPort 控件的使用流程

在使用 SerialPort 控件进行串口通信时，一般的流程是设置通信端口号及波特率、数据位、停止位和校验位，再打开端口连接，发送数据，接收数据，最后关闭端口连接。

二、单片机串口通信功能

STM32 的 USART 是 Universal Synchronous/Asynchronous Receiver/Transmitter 的简称，翻译成中文即"通用同步/异步串行接收/发送器"，它具有全双工通用同步/异步串行收发能力。该接口是一个高度灵活的串行通信设备。USART 应用的基本步骤如下。

第一步：配置串口涉及的 GPIO 引脚。

（1）将 RX 配置成 GPIO_Mode_IN_FLOATING。

（2）将 TX 配置成 GPIO Mode AF_PP。

第二步：配置波特率等串口通信模式。

第三步：配置 USART 中断。

第四步：接收或者发送数据。

第五步：处理数据。

（一）串口初始化

```
void UART1_init（u32 baud）
{
    //GPIO 端口配置
GPIO_InitTypeDef GPIO_InitStructure;
USART_InitTypeDef USART_InitStructure;
NVIC_InitTypeDef NVIC_InitStructure;
//使能 USART1，GPIOA 时钟
RCC_APB2PeriphClockCmd（RCC_APB2Periph_USART1|RCC_AHB1Periph_GPIOA，ENABLE）;
//串口涉及的 GPIO 引脚的配置，USART1_TX——GPIOA.9
GPIO_InitStructure.GPIO_Pin=GPIO_Pin_9; //PA.9
GPIO_InitStructure.GPIO_Speed=GPIO_Speed_50 MHz;
GPIO_InitStructure.GPIO_Mode=GPIO_Mode_OUT;      //输出
GPIO_InitStructure.GPIO_PuPd=GPIO_PuPd_NOPULL; //无上拉
GPIO_Init（GPIOA，&GPIO_InitStructure）; //初始化 GPIOA.9
//串口涉及的 GPIO 引脚的配置，USART1_RX——GPIOA.10
```

```
GPIO_InitStructure.GPIO_Pin=GPIO_Pin_10；//PA10
GPIO_InitStructure.GPIO_Mode=GPIO_Mode_IN；//输入
GPIO_InitStructure.GPIO_PuPd=GPIO_PuPd_NOPULL；//无上拉
GPIO_Init（GPIOA，&GPIO_InitStructure）；//初始化GPIOA.10
//配置USART1内嵌向量中断控制器（NVIC）
NVIC_InitStructure.NVIC_IRQChannel=USART1_IRQn；
NVIC_InitStructure.NVIC_IRQChannelPreemptionPriority=3；//抢占优先级3
NVIC_InitStructure.NVIC_IRQChannelSubPriority=3；    //子优先级3
NVIC_InitStructure.NVIC_IRQChannelCmd=ENABLE；//中断通道使能
NVIC_Init（&NVIC_InitStructure）；   //根据配置的参数初始化NVIC寄存器
//USART初始化设置
USART_InitStructure.USART_BaudRate=baud；//串口波特率
USART_InitStructure.USART_WordLength=USART_WordLength_8 b；
//字长为8位数据格式
USART_InitStructure.USART_StopBits=USART_StopBits_1；//一个停止位
USART_InitStructure.USART_Parity=USART_Parity_No；//无奇偶校验位
USART_InitStructure.USART_HardwareFlowControl=USART_HardwareFlowControl_None；
//无硬件数据流控制
USART_InitStructure.USART_Mode=USART_Mode_Rx | USART_Mode_Tx；
//收发模式
    USART_Init（USART1，&USART_InitStructure）；//初始化串口1
    USART_ITConfig（USART1，USART_IT_RXNE，ENABLE）；//开启串口接受中断
    USART_Cmd（USART1，ENABLE）；//使能串口1
  }
```

（二）串口中断服务子程序

```
void USART1_IRQHandler(void)      //串口1中断服务程序
{
    u8 Res;
    if(USART_GetITStatus(USART1, USART_IT_RXNE) != RESET)   //是否为接收中断
      {
        Res =USART_ReceiveData(USART1);    //读取接收到的数据
        //对接收到的数据进行判断
      }
}
```

（三）串口发送数据

可采用 DMA 方式进行高速数据通信，DMA 主要配置程序如下。

```
void DMA_Configuration（void）
{
    DMA_InitTypeDef DMA_InitStructure；
    //DMA 设置：
        //设置 DMA 源：内存地址&串口数据寄存器地址
        //方向：内存→外设
        //每次传输位：8 bit
        //传输大小 DMA_BufferSize=SENDBUFF_SIZE
        //地址自增模式：外设地址不增，内存地址自增 1
        //DMA 模式：一次传输，非循环
        //优先级：中
    DMA_DeInit（DMA2_Channel7）；//串口 1 的 DMA 传输通道是通道 7
    DMA_InitStructure.DMA_PeripheralBaseAddr=USART1_DR_Base；//外设串口 1 地址
    DMA_InitStructure.DMA_MemoryBaseAddr=（u32）SendBuff；//发送内存地址
    DMA_InitStructure.DMA_DIR=DMA_DIR_PeripheralDST；//外设作为 DMA 的目的端
    DMA_InitStructure.DMA_BufferSize=SENDBUFF_SIZE；//传输大小
    DMA_InitStructure.DMA_PeripheralInc=DMA_PeripheralInc_Disable；//外设地址不增加
    DMA_InitStructure.DMA_MemoryInc=DMA_MemoryInc_Enable；//内存地址自增 1
    DMA_InitStructure.DMA_PeripheralDataSize=DMA_PeripheralDataSize_Byte；
    DMA_InitStructure.DMA_MemoryDataSize=DMA_MemoryDataSize_Byte；
    DMA_InitStructure.DMA_Mode=DMA_Mode_Circular；
    //DMA_Mode_Normal（只传送一次），DMA_Mode_Circular（不停地传送）
    DMA_InitStructure.DMA_Priority=DMA_Priority_Medium；//（DMA 传送优先级为中等）
    DMA_InitStructure.DMA_M2M=DMA_M2M_Disable；
    DMA_Init（DMA2_Channel7，&DMA_InitStructure）；
}
//串口发送函数
u16 USART1_SendData（void* buffer，u16 n）
{
    if（!n）return 0；//判断长度是否有效
    while（DMA_GetCurrDataCounter（DMA1_Channel4））；//检查 DMA 发送通道是否还有数据
    memcpy（SendBuff，buffer，n））；//将发送数据存入 DMA 内存
    DMA_Cmd（DMA1_Channel4，DISABLE）；//DMA 发送数据要先关闭
```

DMA1_Channel4->CNDTR=n；//设置发送数据长度
DMA_Cmd（DMA1_Channel4，ENABLE）；//启动 DMA 发送数据
return n；

}

三、串口通信模块调试

（一）实验目的

（1）理解单片机串口通信原理；
（2）掌握 STM32 串口编程；
（3）掌握 STM32 单片机串口中断原理。

（二）实验器材

（1）USB 转蓝牙串口模块；
（2）蓝牙串口 HC-05；
（3）PC 一台；
（4）串口调试助手；
（5）J-LINK 仿真器一套；
（6）keil5 集成开发环境；
（7）便携式脑电图仪；
（8）杜邦线。

（三）实验内容

1. 串口简介

串口作为一种可靠的通信方式，广泛应用于各类数字化医疗仪器中，常见于主控板单片机与上位机 PC 端、串口屏、蓝牙串口、传感器等模块之间的数据通信。本实验重点介绍单片机与上位机 PC 端的蓝牙串口通信，其连接方式如图 6-26 所示。

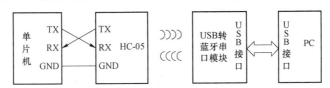

图 6-26　单片机与 PC 端的蓝牙串口通信连接方式

串口传输 1 帧数据包括了 1 位起始位、7~8 位数据位、1 位奇偶校验位、1~2 位停止位，传输的速度用波特率表示，单位为比特位每秒（bit/s），本实验波特率采用 9 600 bit/s。

2. 实验实现功能

参照串口数据收发源码，用 STM32 单片机完成数据的接收和发送。单片机接收到上位机 PC 端发来的数据后，又将接收到的数据返回给 PC 端。

(四)实验步骤

(1)打开 keil 软件,新建工程,新建程序文件,在文件中编程完成以下串口设置。

① 使能串口时钟,使能 GPIO 时钟;

② 使串口复位;

③ 设置 GPIO 端口模式;

④ 初始化串口参数,其中波特率设置为 9 600 bit/s;

⑤ 初始化内嵌向量中断控制器(NVIC),开启中断;

⑥ 使能串口。

(2)编写中断服务子程序,在中断服务子程序中将接收到的数据发送给 PC 端。

(3)程序编写完成,编译无误后,将 J-LINK 仿真器连接到便携式脑电图仪的 SW 端口,把程序下载至单片机并全速运行。

(4)将 USB 转蓝牙串口模块插到 PC 的 USB 接口,在"设备管理器"中得到改虚拟串口的串口号。

(5)打开串口调试助手"COM_TEST.exe",将其参数设置为波特率 9 600 bit/s,数据 8 位,停止位 1 位,无校验位,串口号与"设备管理器"一致(图 6-27)。

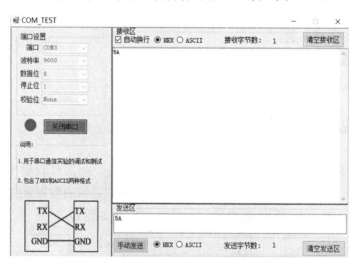

图 6-27 串口调试助手设置及数据收发显示

(6)在串口调试助手发送区输入十六进制数 5 A,发送后观察接收区是否接收到相同的十六进制数 5 A,如能收到,表明实验成功。

(7)在串口中断服务子程序中设置断点,重复步骤(6),观察程序是否跳转到中断服务子程序,并通过查看接收缓存器判断是否接收到 5 A。

(五)实验思考

(1)如果要提高传输速度,将波特率更改为 115 200 bit/s,如何修改程序?提高传输速度有什么不利影响?

(2) 如何实现单片机与多个串口设备通信?

第四节 脑机接口的脑电信号分析

脑电活动可以通过主动或被动调制的方式向外部设备提供指令。通过与 EEG 控制设备交互提供的反馈创建了一个用户在回路中的闭环系统。这种系统被称为脑机接口。

脑机接口的分析处理方法必须以所考虑信号的性质为导向。大多数脑机接口可分为主动/反应型和瞬态/连续型两大类(表 6-1)。

表 6-1 脑机接口的分类

响应类型	触发方式	基本分析方法	例子
主动瞬态型 (Active transient)	自发心理意象/ 精神状态	空间频谱分析、共空间 模式(CSP)	想象单手抓的动作
主动连续型 (Active continuous)	自发心理意象/ 精神状态	空间频谱分析、共空间 模式(CSP)	持续运动想象
反应瞬态型 (Reactive transient)	短暂感官刺激	时空辨别分析	P300(看到或听到脑中想象的事物时 300 ms 后诱发)诱发电位
反应连续型 (Reactive continuous)	重复感官刺激	空间频谱分析、典型相关分析(CCA)	稳态视觉诱发电位(SSVEP)

在这个分类中,常规的脑电图分析相关技术在很大程度上有其独特的用途,如与常见活动模式相关的脑电图反应通常在特定频率范围内形成不同的空间模式,因此,在与心理意象相关的频带中,通常会用到检测空间模式的技术,主要由两种基本方法:① 将独立于数据的空间滤波和传统的谱分析直观地结合起来,然后生成输出命令的分类或回归模型;② 通过公共空间模式生成一个与数据相关的空间滤波器,以优化识别效果。

脑机接口是利用大脑对有意设计的感官刺激或自发精神活动的反应,向外部设备提供指令。典型的 BCI 系统框图如图 6-28 所示。

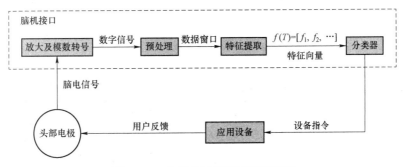

图 6-28 典型的脑机接口系统框图

上面框图中的预处理模块是指对数字化信号进行的预处理,其目的是预先消除已知干扰

（即伪影）或不相关信息，并增强与应用特别相关的信号的空间、光谱或时间特性。预处理后的信号将被传递到特征提取模块，特征提取模块包含多种有效分离 BCI 控制信号中相关信息的技术。通常，从信号中提取多个特征，并将给定观测间隔的结果特征集作为特征向量进行处理。然后，这个特征向量将被传递给分类器（或回归器），从而被转换成设备命令并反馈给用户。需要注意的是，在某些设计（如人工神经网络）中，会使用单一变换直接将数字信号转换为设备命令，这时特征提取模块和分类器好似一体，没有明显的区别。

可见，准确而稳健的特征提取可大大降低后续的分类复杂度，并产生更准确可靠的动作和更自然的反馈给用户，同时通过使用更复杂的分类算法产生同样有效的结果，这样可以补偿一些较差的或不特定的特征提取操作。

脑机接口的最终目的是将动作回馈给用户以实现相应的功能需求，目前，可以成熟地实现可靠的 1，2 或 3 自由度控制，这对于大多数辅助应用来说是有用和足够的。但脑机接口最理想的目标是实现以对用户更透明的方式复制自然的、高度自由度的功能。例如，对于通信，在想象的语音过程中，语言皮层信号将被脑机接口解码并使用实时语音合成器。同样，对于运动控制，在想象的肢体运动过程中，运动皮层信号将被脑机接口解码，并使用假肢、矫形器，甚至受损肢体的神经肌肉刺激实时复制。

通过脑机接口实现自然功能的透明复制是一项非常具有挑战性的工作，原因有很多。例如，考虑到大脑中的运动和语言过程的分布式复杂性，很难捕捉到从有限的记录位点可靠地再现完全自然功能所需的所有细微差别（即使是成千上万个单神经元或局部场电位记录的顺序）。预计只有侵入性记录才能提供实现这种高水平内在控制所需的适当信号和分辨率。此外，还必须考虑其他难题，如感觉反馈和本体感觉在自然功能复制中的作用。

千里之行始于足下，脑机接口的各种功能的现阶段技术来自对脑电信号的分析和特征提取，因此，接下来对传统的脑电信号频谱分析及特征提取进行初步、简要的介绍。在介绍之前，为了让读者更好地理解脑电信号，先看一个 32 导联脑电信号，如图 6-29 所示。

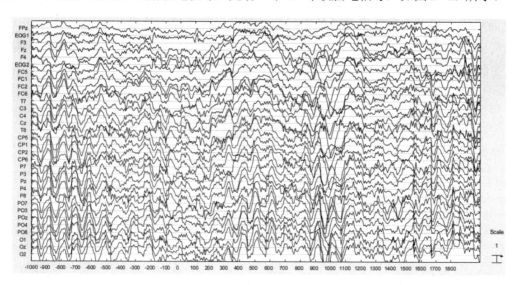

图 6-29　32 导联脑电信号

该脑电信号数据来自 EEGLAB 示例脑电数据集，包含两个事件。对于具体的刺激事件在此不作讨论分析，仅简单地从脑电信号组成上认识脑电信号。

由之前的章节可知，α 波主要集中在顶枕区，为健康正常脑电的主要成分，对上述数据进行频谱分析（如 FFT），可以得到图 6-30 所示的结果。

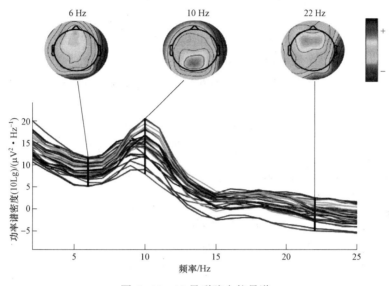

图 6-30　32 导联脑电能量谱

由图中可以看到，10 Hz 左右的信号能量主要集中在顶枕区，且 32 个导联的数据均包含该频段信号，且其能量都占主导地位。而 10 Hz 的信号对应的正好是 α 波的频带，所以可见，α 波主要分布于顶枕区，但是并不是只有顶枕区电极才能够检测到相应的信号，从这一点可以看到脑功能区的选择是脑机接口信号分析需要考虑的一个问题，同时，消除附近电极干扰也是必须考虑的问题，这就需要针对附近电极干扰进行滤波，也就是所谓的空间滤波器。

在实际应用中，这些内容属于脑机接口信号预处理，比如大/小拉普拉斯空间滤波器（简单地说其本质就是对周围电极求平均，大小无非是所选取的邻近电极的多少和距离的大小）、小波变换等。在预处理结束后，最直接、最简单的一个想法就是直接进行 FFT 以确定频率能量谱的情况，根据频率能量谱分析主导频段或者特征频段，进而识别相应动作或刺激在脑电上面的反应，根据该反应设定后续的程序操作。但实际当中，由于数据量很大，在采集脑电信号时，对特征信号段的分析并没有这么容易。于是在数字信号处理中，广泛采用窗函数的方式对特征信号段进行识别和特征提取。这涉及一些常见的算法，在第 3 章中已做了简要介绍，在此对常见的特征提取采用的共空间模式算法进行简要的介绍，并简单介绍一些分类算法。

共空间模式算法是找到一个空间上的投影，使类内间距尽可能小，类间间距尽可能大。使用它能够消除噪声，提取相关信号的特征成分。其目的是设计空间滤波器，数据通过空间滤波器后得到分类器所需要的特征向量。这样的空间滤波器特别适用于两种任务条件下的脑电信号分析，因此，它在听觉刺激"是""非"问题的脑电信号的特征提取中有很大的优势。

共空间模式的空间滤波器设计步骤如下。

对于包含两个任务信息 A，B 的信号矩阵（其中包括外界的噪声），来自 A，B 两任务的信号源分别用 X_A 和 X_B 表示，利用下面两个公式进行建模：

$$X_A = [C_A \quad C_C] \begin{bmatrix} S_A \\ S_C \end{bmatrix}, \quad X_B = [C_B \quad C_C] \begin{bmatrix} S_B \\ S_C \end{bmatrix} \tag{6-1}$$

式中，S_A 和 S_B 分别是和任务 A，B 有关的源，C_A 和 C_B 是它们相应的空间模式，S_C 是共同分量，C_C 是相应的空间模式。假设记录脑电信号的通道数为 N，每个导联信号的抽样点数为 T，则 X_A 和 X_B 的维数为 $N \times T$，与两个任务对应的脑电信号的空间协方差矩阵 $R_A \in R^{N \times N}$，$R_B \in R^{N \times N}$ 可表示为

$$R_A = \frac{X_A X_A^T}{\text{trace}(X_A X_A^T)}, \quad R_B = \frac{X_B X_B^T}{\text{trace}(X_B X_B^T)} \tag{6-2}$$

共空间模式方法的目的是从数据集 X_A 和 X_B 估计运动诱发的源分量 $C_A \times S_A$ 和 $C_B \times S_B$。对两个协方差矩阵之和 R 进行特征分解可以得到

$$R = R_A + R_B = U_0 \Sigma U_0^T \tag{6-3}$$

式中，Σ 是特征值矩阵，U_0 是与其对应的特征向量矩阵。

接下来，构造白化矩阵并转换协方差矩阵（白化矩阵就是将被运算的矩阵的协方差矩阵变成对角矩阵）：

$$P = \Sigma^2 U_0^T \tag{6-4}$$

对协方差矩阵 R_A，R_B 分别进行白化变换为以下形式：

$$S_A = P R_A P^T, \quad S_B = P R_B P^T \tag{6-5}$$

S_A 和 S_B 具有如下两个重要的特性：

① S_A 和 S_B 具有共同的特征向量；

② S_A 和 S_B 对应的特征值之和总是 I。

I 为单位矩阵，是两个特征矩阵的和。假设任务 A 的特征矩阵对角元素以降序排列，那么对于任务 A 而言，由初始几个空间因子占有的方差被最大化，而对于任务 B 而言，则相应的方差被最小化。因此，用此方法分开两个信号矩阵的方差是最优的。

构造空间过滤器：根据特征值分解可知，两个特征矩阵中最大的几个特征值所对应的特征向量代表了两类任务。定义两个特征矩阵中的最大的几个特征值所对应的特征向量构成的矩阵分别为 U_A 和 U_B，故两种任务对应的空间过滤器分别为

$$F_A = U_A^T P, \quad F_B = U_B^T P \tag{6-6}$$

最后，通过空间过滤器得到每个任务对应的源：

$$X_A = F_A X, \quad X_B = F_B X \tag{6-7}$$

每个导联采集到的脑电信号组成一个 $N \times T$ 的矩阵，其中 N 为导联的数量，T 为抽样点数量。共空间模式把 $N \times T$ 矩阵的每一列视为 N 维空间的一个点，T 个 N 维空间的点构成了

一个点集。在测试执行不同运动或运动想象任务时，产生 EEG 构成的点集呈现出不同的空间分布特点。

共空间模式算法的目的就是找到一个线性变换，把两个不同任务的点集映射到另一个空间上，使两个不同任务的点集在空间分布上的差别最明显。

共空间模式算法的具体计算过程可描述如下。

（1）计算每个点集的协方差矩阵，点集 $E=T \times N$，T 为抽样的点数，N 为导联数；

（2）分别对两组数据的协方差矩阵求平均，这样能够得到两个协方差矩阵，这两个协方差矩阵分别代表两组数据的空间分布；

（3）将两个协方差矩阵相加求和得到合成协方差矩阵；

（4）通过求合成协方差矩阵的特征值和特征向量得到白化转换矩阵；

（5）两个协方差矩阵经白化转换矩阵的变换后拥有同样的特征向量，然后计算出线性变换矩阵。

用该线性变换矩阵将每个点集映射到另一空间上，计算每个点集在新的空间上不同维度的方差，这样就构成了分类所要使用的特征向量。特征向量下一步交给分类器进行处理，如图 6-28 所示。

所谓分类，就是根据不同的运动或意识能够使脑电活动产生不同响应的特性来确定相应刺激的类型与特征信号之间的关系。常见的分类算法有以下几种。

（1）线性判别分析。线性判别分析是先为每类建立一个概率密度方程式模型，然后把新的数据输入模型，这样能够计算出每一类产生的概率，得到的概率值最大的点所对应的类就是输入权的类别。

（2）贝叶斯-卡尔曼滤波（Bayesian-Kalman）。贝叶斯-卡尔曼滤波是一种经验估值方法，它能把脑电信号转化成相应的感知状态的概率，因此，它允许不同状态之间及一系列训练产生的脑电信号之间的衔接存在非平稳性。

（3）人工神经网络。人工神经网络是脑机接口系统中应用最多的分类器，它的应用比较简单，参数原则也很简单，并且分类结果的准确性很高，因此被广应用于脑电信号的分类。但是，由于人工神经网络的优化目标是基于经验的风险最小化，因此，它不能够保证网络的泛化能力。

（4）支持向量机。支持向量机是一种由 Vapnik 在统计学习理论的基础上发展出来的一种新的机器学习方法，它基于结构风险最小化原则，可保证学习机器具有良好的泛化能力，在解决小样本、高维数、非线性、局部极小点等问题上效果较好。其缺点是速度慢，因此不适合大量数据的处理。最小二乘法支持向量机是由 Suykens 等人提出的一种新型的支持向量机，它是把最小二乘线性方法引入支持向量机，将标准的支持向量机中二次规划问题转变成线性方程求解，因此降低了计算的复杂度。

（5）遗传算法用遗传算法对特征信号进行分类，要从待处理的脑电信号中提取大量特征信号（包括伪特征信号和有用的特征信号），然后通过遗传算法去除伪特征信号，保留有用的特征信号作为驱动信号。遗传算法搜索速度比较慢，因为它不能及时利用网络的反馈信息。

因此，要想得较精确的解需要较长的训练时间。其并行机制的潜在能力没有得到充分利用，这也是当前遗传算法的一个研究热点。另外，决策树、概率模型、逻辑神经网络、多层感知器等相关分类方法也得到了广泛的应用。

学习小结

一、学习内容

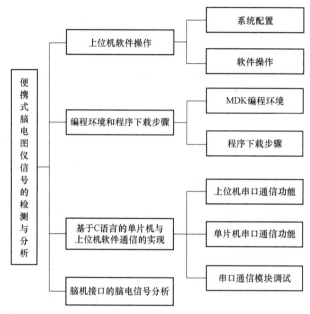

二、学习方法体会

（1）对于便携式脑电图仪信号的检测与分析，可以从单片机与上位机软件通信入手，在通信实现的基础上对所采集的脑电信号进行分析。

（2）对于上、下位机通信的实现，要求在.NET 平台下熟练使用 SerialPort 控件。

（3）对于脑电信号的分析，需要在了解 BCI 的基础上掌握对脑电信号的频谱分析和特征提取。根据频率能量谱分析主导频段或者特征频段的方式在实际脑电特征分析时由于数据量大并不适用，故可使用共空间模式算法提取相关信号的特征成分。

目标检测

一、选择题

1. SerialPort 控件的 BaudRate 属性指的是（　　）。
   A. 帧率　　　　　B. 码率　　　　　C. 分辨率　　　　　D. 波特率
2. 串口的停止位可以设定为（　　）。
   A. 1 位　　　　　B. 1.5 位　　　　C. 2 位　　　　　　D. 3 位

3. 串口控件接收到数据后产生的事件是（　　）。
A. DataReceived 事件　　　　　　　　B. ErrorReceived 事件
C. PinChanged 事件　　　　　　　　　D. DataTransimited 事件

二、简答题

1. STM32 单片机串口设置的基本流程是什么？
2. 如何查看蓝牙虚拟串口的串口号？
3. 什么是共空间模式？
4. 请描述共空间模式算法的具体计算过程。
5. 简述脑电信号分析时 FFT 运算的作用，谈谈你的理解。

目标检测参考答案

第1章

一、选择题
1. C 2. A
二、简答题
略

第2章

一、选择题
1. C 2. B 3. C 4. B 5. C 6. B 7. A 8. A 9. D 10. D
二、简答题
略

第3章

一、80 kΩ；1.78 mA，1.22 mA，0.11 mA

二、$\dfrac{V_o}{V_i} = \dfrac{G_3(G_1+G_2)}{G_2 G_4 \left(\dfrac{G_3+G_5}{G_4} - \dfrac{G_1}{G_2}\right)}$

三、VCVS：2.93 kΩ，38.4 kΩ，0.1 μF，414 kΩ，45.6 kΩ
MFB：65.6 kΩ，656 kΩ，8.49 kΩ，0.1 μF，2 nF

四、4；0.765，1，1.848，1

五、314 Ω，1.59 kΩ、4.7 kΩ，0.1 μF，0.2 μF

六、$\dfrac{V_o}{V_i} = \dfrac{A}{2}\left(\dfrac{j\omega - 1/RC}{j\omega + 1/RC}\right)$，两级级联，$R = 1.84$ kΩ

第4章

一、选择题
1. ABC 2. C 3. C 4. D 5. C
二、简答题
略

第5章

一、选择题
1. A 2. B 3. A
二、简答题
略

第6章

一、选择题
1. D 2. ABC 3. A
二、简答题
略

参 考 文 献

[1] LEE Y J, ZHU Y S, XU Y H, et al. Detection of nonlinearity in the EEG of schizophrenic patients [J]. Clin Neurophysiol, 2001, 112 (7): 1288-1294.

[2] 李颖洁, 邱意弘, 朱贻盛. 脑电信号分析方法及其应用 [M]. 北京: 科学出版社, 2009.

[3] 唐军民, 张雷. 组织学与胚胎学（第3版）[M]. 北京: 北京大学医学出版社, 2014.

[4] 刘晓燕. 临床脑电图学 [M]. 北京: 人民卫生出版社, 2006.

[5] ERNST N M, FERNANDO L S, et al. Electroencephalography [M]. Philadelphia: Lippincott Williams&wilkins.1999.

[6] 曾小鲁, 辜清, 戴慧娟. 海马的形态结构与生理功能 [J]. 生物学通报, 1996, 31 (3): 1-3.

[7] 王奎, 许琳, 严明, 等. 海马θ振荡的研究进展 [J]. 生理科学进展. 2008, 39 (4): 331-334.

[8] （日）大熊辉雄, 松冈洋夫, 上埜高志. 脑电图判读 step by step 病例篇 [M]. 周锦华, 译. 北京: 科学出版社, 2009.

[9] 张志雄. 医学电生理学. 上海: 上海中医药大学自编, 2012.

[10] PING Y, XU L, LIU T J, et al. Probabilistic methods in multi-class brain-computer interface [J]. Journal of Electronic Science and Technology of China, 2009 (1).

[11] ZHANG H, GUAN C, WANG C.Asynchronous P300-based brain-computer interfaces: a computational approach with statistical models [J]. IEEE Trans Biomed Eng, 2008, 55 (6): 1754-1763.

[12] BLANKERTZ B, TOMIOKA R, LEMM S, et al.Optimizing spatial filters for robust EEG single-trial analysis [J]. IEEE Signal Processing Magazine, 2008, 25 (1): 41-56.

[13] WANG Y J, WANG R P, GAO X R, et al. Brain-computer interface based on the high-frequency steady-state visual evoked potential. First International Conference on Neural Interface and Control Proceedings, May, 2005 [C]. [出版地不详]: [出版者不详], [时间不详].

[14] CHI Y M, JUNG T P, CAUWENBERGHS G. Dry-contact and noncontact biopotential electrodes: methodological review [J]. IEEE Rev.Biomed.Eng.3, 2010: 106-119.

[15] SEARLE A，KIRKUP L. A direct comparison of wet，dry and insulating bioelectric recording electrodes [J]. Physiol.Meas，2000，21（2），271.

[16] IEC60601-2-26，Medical electrical equipment-Part 2-26：Particular requirements for the basic safety and essential performance of electroencephalographs，2012.

[17] Nuwer M R. IFCN standards for digital recording of clinical EEG [J]. Electroencephalogr. Clin.Neurophysiol，1998，106（3）：259-261.

[18] 国家技术监督局. GB 9706.1—1995 医用电气设备第一部分：安全通用要求 [S]. 北京：中国标准出版社，1995.

[19] 国家标准化管理委员会. GB 9706.1—2007 医用电器设备第一部分：安全通用要求 [S]. 北京：中国标准出版社，2007.

[20] 李晓鸥. 医电产品生产工艺与管理（第 2 版）[M]. 北京：人民卫生出版社，2018.

[21] 陈梓城. 电子技术实训（第 2 版）[M]. 北京：机械工业出版社，2016.